Digiuno Intermittente

Il manuale definitivo per dimagrire senza sforzo,
rafforzare il sistema immunitario
e vivere con più energia
Scegli il protocollo che fa per te!

CHIARA FIORI

Indice

Introduzione

Perché il digiuno intermittente sta diventando, giorno dopo giorno, una scelta sempre più popolare in tutto il mondo?

L'obesità e le complicazioni di salute relazionate con peso eccessivo e colesterolo alto rappresentano ormai un problema in aumento. Quindi, non c'è da meravigliarsi che così tante persone stiano cercando un modo realmente effettivo per perdere peso. Le diete tradizionali che limitano le calorie frequentemente non funzionano e risultano anche estremamente difficili da seguire a lungo termine. Questo spesso sfocia nelle cosiddette diete "yo-yo" - un ciclo infinito di perdita e aumento di peso. Non solo questo può portare a problemi di tipo psicologico, ma anche ad un possibile aumento di peso complessivo ancora maggiore. Non sorprende, quindi, che molte persone siano alla ricerca di un tipo di dieta che possa essere mantenuta a lungo termine. E il digiuno intermittente è, senza ombra di dubbio, una delle migliori opzioni in questo senso. Più un nuovo stile di vita che un piano alimentare vero e proprio, si tratta sicuramente di un'opzione diversa dalle tante diete cosiddette "tradizionali". In generale, le persone che provano il digiuno intermittente la trovano un'opzione facile da seguire per periodi di tempo prolungati e, ancora più importante forse, che aiuta a perdere peso in modo efficace.

Inoltre, questo stile di vita offre anche altri benefici oltre alla perdita di peso, specialmente relazionati con la salute e il benessere. Varie persone affermano sentirsi più produttive e concentrate sul posto di lavoro dopo aver cominciato questa "dieta" e, secondo vari studi, il digiuno intermittente (o Intermittent Fasting in lingua inglese) migliora i livelli di zucchero nel sangue e l'immunità.

Può anche stimolare le funzioni cerebrali, diminuire l'infiammazione e riparare le cellule del corpo. Tenendo in conto tutto questo, è facile capire perché questo nuovo modo di alimentarsi stia diventando sempre più popolare in tutto il pianeta. E in questo libro, analizzeremo da vicino come il digiuno intermittente funziona per perdere peso, esamineremo i suoi benefici e i cambiamenti che potrebbe richiedere, e parleremo di come iniziare e mettere in pratica i diversi protocolli che esistono per digiunare a intermittenza.

Cominciamo?

Capitolo 1

Che cos'è il digiuno intermittente?

Sappiamo che il digiuno intermittente è il metodo scelto da sempre più persone sia per perdere peso che per ottenere benefici di diverso tipo per la salute e il benessere. Ma in cosa consiste esattamente il digiuno intermittente? Ed in che modo si può considerare diverso dalle diete tradizionali?

Come dicevamo poco fa, il digiuno intermittente è essenzialmente un modello di alimentazione piuttosto che una dieta vera e propria.

Le diete standard si concentrano infatti su ciò che si mangia, e le persone a dieta sono limitate a un certo numero di calorie o a specifici tipi di cibo. Questo, generalmente, porta chi è a dieta a pensare costantemente a ciò che si può o non si può mangiare. I cibi grassi e zuccherati sono assolutamente vietati. Si mangiano generalmente molte verdure, frutta e si opta per pasti a basso contenuto di grassi e zuccheri. Coloro che seguono questi tipi di dieta spesso finiscono per fantasticare su dolci e spuntini. E anche se all'inizio riescono a perdere peso, possono avere serie difficoltà ad attenersi al loro nuovo piano alimentare a lungo termine.

Il digiuno intermittente è diverso. Come indicato, è uno stile di vita piuttosto che una dieta. Comporta modelli alimentari durante i quali si passa ciclicamente da una "finestra" di digiuno a una di alimentazione. A differenza di altre diete, non ci si focalizza su ciò che si mangia (anche se questo ovviamente ha comunque la sua importanza), ma su QUANDO si dovrebbe mangiare. Varie persone sentono quindi un maggior senso di libertà digiunando a intermittenza piuttosto che seguendo una dieta vera e propria: possono, entro certi limiti, mangiare i cibi che di cui hanno voglia senza sensi di colpa e senza dover stravolgere il loro stile di vita.

Tuttavia, esistono alcune potenziali insidie quando si tratta di digiuno intermittente per perdere peso, specialmente nel caso delle donne. Parleremo di tutto questo tra poco.

Le origini del digiuno intermittente

Il digiuno intermittente come scelta di vita è un'idea relativamente nuova. Tuttavia, il concetto di digiuno in sé certamente non lo è. Ci sono versetti nella Bibbia e nel Corano sul digiuno per motivi religiosi, e molte persone in tutto il mondo digiunano ancora oggi per questa ragione. Il mese del Ramadan per esempio, rimane un periodo in cui i musulmani si astengono dal mangiare dall'alba al tramonto.

Anche nelle antiche civiltà greche si praticava il digiuno, e in molte culture primitive, il digiuno faceva parte di diversi rituali. Il digiuno inoltre, è stato utilizzato anche come forma di protesta politica - per esempio da parte delle suffragette all'inizio del 20° secolo.

Il digiuno terapeutico divenne poi una tendenza durante il 1800 come un modo di prevenire o trattare diversi problemi di salute. Realizzato sotto la supervisione di un medico, questo tipo di digiuno fu adottato per trattare varie condizioni, dall'ipertensione al mal di testa, sempre adattandolo ai diversi bisogni di ogni individuo: poteva durare solo un giorno o fino a tre mesi.

Dopo essere "caduto in disgrazia" durante un lungo periodo, principalmente per lo sviluppo di nuovi farmaci, nel 2019, il termine "digiuno intermittente" fu uno dei più ricercati in assoluto in internet.

I tipi più popolari di digiuno intermittente

Un'altra cosa importante da sapere è che ci sono molti tipi diversi di digiuno intermittente. Tutti seguono lo stesso principio base di limitare l'assunzione di cibo per un certo periodo di tempo. Ciò che cambia, è la durata del tempo e l'intervallo tra le "finestre" di alimentazione.

Probabilmente, il modello più popolare è il digiuno 16:8. Questo comporta una finestra alimentare di 8 ore seguita da 16 ore di digiuno. Molte persone trovano questa un'opzione facile e la più conveniente per loro. Perché? Solo saltando la colazione o la cena, possono includere perfettamente il digiuno intermittente nel loro stile di vita.

Un'altra opzione popolare è il digiuno di 24 ore. Questo è anche conosciuto come il metodo "Eat-Stop-Eat" (Mangia-Fermati-Mangia) e comporta mangiare un giorno e poi evitare il cibo per le 24 ore successive. Gli intervalli tra i digiuni possono durare dalle 24 fino alle 72 ore.

Anche il metodo conosciuto come 5:2 è molto popolare e comporta mangiare normalmente per cinque giorni della settimana. Gli altri due giorni consecutivi, bisognerebbe limitare il consumo calorico a circa 500-600 calorie.

Un altro metodo è quello conosciuto come 20:4. Questo consiste nel concentrare tutto il cibo ogni giorno in una finestra di quattro ore. Durante le altre 20 ore del giorno, la persona a dieta non dovrebbe assumere quasi calorie.

Ci sono comunque anche altri tipi di digiuno intermittente. Alcune persone seguono digiuni prolungati di fino a 36 o 48 ore. Altre digiunano per periodi ancora più lunghi.
Se stai pensando di provare questo stile di vita, sappi che sarà importantissimo capire quale metodo possa essere il più giusto e adatto per te.

Perché le persone scelgono il digiuno intermittente?

A differenza di altri tipi di dieta, il digiuno intermittente permette a chi è a dieta di mangiare più o meno quello che vuole. È per esempio possibile mangiare cibi zuccherati o grassi e andare a cena fuori senza preoccuparsi del conteggio delle calorie. Non diventa obbligatorio mangiare pietanze che non piacciono o privarsi dei piatti più amati (sempre senza esagerare ovviamente!)
È facile quindi capire perché si tratta di una scelta così popolare.
Non solo, ma il digiuno intermittente offre molti più benefici di altri tipi di dieta. È vero, promuove una rapida perdita di peso ma, allo stesso tempo aiuta anche chi è a dieta a sentirsi più concentrato, ad essere più produttivo e a sentire una rinnovata energia. Con tutti questi "extra", non c'è quindi da meravigliarsi se la maggior parte delle persone che lo provano finiscano per preferirlo alle diete standard.

Capitolo 2

I benefici del digiuno intermittente

A continuazione, diamo uno sguardo più da vicino ad alcuni dei benefici più comuni del digiuno intermittente.

1) Perdita di peso

Molte persone scelgono il digiuno intermittente per perdere peso rapidamente. E come funziona il digiuno intermittente per questo scopo? Migliora il funzionamento del metabolismo per bruciare più velocemente i grassi. Riduce il numero di calorie che si consumano in 24 ore. Abbassa i livelli di insulina, aumentando i livelli di ormone della crescita e aumentando la norepinefrina, e accelera la scomposizione dei grassi. Facilita anche l'uso del grasso per produrre energia.
È stato dimostrato che il digiuno per brevi periodi di tempo aumenta il tasso metabolico fino al 14%. Questo significa che si bruciano più calorie. Di conseguenza, il digiuno intermittente può aiutare ad ottenere una perdita di peso fino all'8% in un periodo di 3 - 24 settimane. Si tratta di un cambio impressionante! Coloro che provano il digiuno intermittente riportano una riduzione di circa il 7% della circonferenza della vita. Inoltre, un extra non certo da poco, il digiuno intermittente causa una perdita muscolare ridotta rispetto alle diete a restrizione calorica.

Riparazione delle cellule

Durante il digiuno, le cellule del corpo iniziano un processo di rimozione delle cellule di scarto. Questo è noto come "autofagia". L'autofagia coinvolge le cellule del corpo che vengono distrutte e comporta anche la metabolizzazione delle proteine disfunzionali accumulate.

Qual è il beneficio dell'autofagia? Vari esperti credono che offra protezione dallo sviluppo di diverse malattie gravi, come, per esempio, il morbo di Alzheimer e il cancro.

Quindi, se si segue un regime di digiuno intermittente, è possibile contribuire a proteggersi da queste e altre malattie.

Oggigiorno inoltre, più persone che mai soffrono di diabete di tipo 2, una malattia sempre più comune a causa dell'aumento dell'obesità. La caratteristica principale del diabete è l'aumento dei livelli di zucchero nel sangue a causa della resistenza all'insulina. Ma se si riesce a ridurre l'insulina, il livello di zucchero nel sangue dovrebbe diminuire.

Il digiuno intermittente offrirà quindi un'eccellente protezione dallo sviluppo del diabete di tipo 2.

In generale infatti, il digiuno intermittente ha dimostrato di essere un ottimo alleato quando si tratta di resistenza all'insulina. Può ridurre i livelli di zucchero nel sangue di una quantità impressionante. In studi sul digiuno intermittente realizzati con partecipanti umani, i livelli di zucchero nel sangue sono diminuiti fino al 6% durante il digiuno. Di conseguenza, i livelli di insulina a digiuno possono ridursi fino al 31%. Questo dimostra che il digiuno intermittente potrebbe ridurre la possibilità di sviluppare il diabete. Un'altra ricerca condotta su topi da laboratorio diabetici ha mostrato che questo tipo di digiuno protegge dai danni ai reni, una grave complicazione associata al diabete. Questo sembrerebbe quindi indicare che il digiuno intermittente è una eccellente opzione anche per chi già soffra di questa malattia.

Miglioramento delle funzioni cerebrali

Quando qualcosa fa bene al corpo, spesso fa bene anche al cervello. Il digiuno intermittente è noto per migliorare diverse caratteristiche metaboliche, vitali per una buona salute di questo importantissimo organo.

Per esempio, è stato dimostrato che il digiuno intermittente riduce lo stress ossidativo, l'infiammazione e i livelli di zucchero nel sangue. Non solo, come appena spiegato diminuisce anche la resistenza all'insulina. Questi sono tutti fattori chiave per migliorare le funzioni cerebrali. E studi realizzati con topi di laboratorio hanno anche dimostrato che il digiuno intermittente può aiutare a stimolare la crescita di nuove cellule nervose: un altro beneficio quando si tratta di funzioni cerebrali. Nel frattempo, aumenta anche il livello del fattore neurotrofico cerebrale: si tratta di un ormone del cervello, la cui carenza può portare a soffrire di problemi cerebrali e depressione.
Grazie al digiuno intermittente è possibile ottenere una migliore protezione da tutti questi problemi. Come ulteriore vantaggio, studi sugli animali hanno dimostrato persino che questo tipo di digiuno potrebbe aiutare a proteggere dai danni al cervello causati dagli ictus.

Diminuzione dell'infiammazione

Come forse saprai, lo stress ossidativo è un fattore chiave nelle malattie croniche e nell'invecchiamento. Esso coinvolge i radicali liberi che sono molecole instabili che reagiscono con altre molecole chiave come il DNA e le proteine. Il risultato è un danno a queste molecole che provoca a sua volta danni al corpo umano.

Diversi studi indicano che il digiuno intermittente può aiutare a migliorare la capacità del corpo di resistere allo stress ossidativo. Altri hanno anche dimostrato che può aiutare a combattere l'infiammazione alla base di molte malattie comuni.

Capitolo 3

Perché il digiuno intermittente aiuta a perdere peso?

Anche se il digiuno intermittente offre molti benefici, il più importante, per molte persone almeno, è la perdita di peso.

A continuazione analizziamo le tre ragioni principali del successo del digiuno intermittente in questo senso:

Assunzione ridotta di calorie

La ragione principale per cui il digiuno intermittente aiuta a stimolare la perdita di peso è ovviamente perché porta a mangiare di meno in un modo molto naturale. Con solo una breve "finestra" a disposizione per mangiare, si assumono meno calorie: in generale si salta almeno un pasto al giorno per adattarsi a questo programma. E come forse già saprai, è necessario mantenere un deficit calorico per perdere peso. Pertanto, il digiuno intermittente aiuta a raggiungere i possibili obiettivi di perdita di peso in modo estremamente efficace.

È importante notare, però, che alcune persone non riescono a perdere peso quando digiunano a intermittenza. Perché? Perché non riducono in assoluto il loro apporto calorico. Durante la loro finestra alimentare, continuano a mangiare tanto quanto avrebbero fatto se avessero mangiato normalmente a tutte le ore del giorno. Così facendo, non creano il deficit calorico necessario per perdere chili.

Ma se non si mangia in eccesso durante la finestra alimentare, allora è facile ridurre automaticamente l'apporto calorico.

I cambiamenti ormonali aumentano il metabolismo

Il corpo umano immagazzina energia sotto forma di calorie nel grasso corporeo. Se non si mangia, il corpo realizza una serie di cambiamenti affinché l'energia immagazzinata sia più accessibile. Questi cambiamenti coinvolgono l'attività del sistema nervoso e comprendono anche importanti cambi in una serie di ormoni chiave.

A continuazione, vediamo insieme le principali variazioni che avvengono nel metabolismo quando si è a digiuno:

L'insulina aumenta ogni volta che mangia: a digiuno, il livello di insulina diminuisce drasticamente e un livello di insulina più basso facilita la combustione dei grassi.

L'ormone della crescita (somatropina o GH, dall'inglese Growth Hormone), che aiuta a guadagnare muscolatura e a perdere grasso, va alle stelle quando si digiuna, potendo aumentare fino a cinque volte il suo livello normale.

La noradrenalina è inviata dal sistema nervoso alle cellule di grasso, inducendole a scomporre il grasso corporeo e trasformarlo in acidi grassi liberi. Questi vengono poi bruciati per produrre energia.

Molte persone credono che se si digiuna il metabolismo rallenti. Tuttavia, le prove dimostrano il contrario: il digiuno a breve termine può accellerare il metabolismo fino al 14% e, di conseguenza, la combustione dei grassi.

La riduzione dei livelli di insulina accelera la combustione dei grassi

Come forse già saprai, le persone che hanno il diabete devono prendere l'insulina per mantenere le loro funzioni normali. Quello che forse non ti sei mai soffermato a pensare è cosa fa l'insulina nel corpo o addirittura cos'è.

L'insulina è un ormone prodotto dal pancreas. Il suo compito è quello di convertire lo zucchero (glucosio) nel sangue in energia, affinché le cellule usino quell'energia come carburante. L'insulina ha anche un altro ruolo da svolgere nel corpo: guidare lo stoccaggio del grasso.

Il livello di insulina nel corpo aumenta ogni volta che si mangia e diminuisce quando si digiuna. Il livello più basso di insulina causato dal digiuno può aiutare a prevenire l'accumulo di grasso in eccesso e aiuta anche il corpo a mobilitare il grasso già immagazzinato. Di conseguenza, può aumentare la perdita di grasso e aiutare a perdere peso più rapidamente.

Capitolo 4

Il digiuno intermittente è sicuro?

Non tutte le diete sono adatte a tutte le persone e forse, in questo momento, ti stai chiedendo se il digiuno intermittente è un'opzione sicura per te o se potrebbe provocarti qualche tipo di problema.

Bisogna specificare prima di tutto che un fattore chiave per una perdita di peso sicura e di successo è ottenere una nutrizione sufficiente. Se non si prendono abbastanza minerali, vitamine e proteine, è facile ammalarsi. Con troppo poche calorie e un modello alimentare eccessivamente restrittivo, è possibile non riuscire ad ottenere abbastanza nutrienti e soffrire problemi di salute.

La buona notizia è che il digiuno intermittente sembra essere un modo sicuro di mangiare per la maggior parte delle persone. Tuttavia, ci sono alcuni casi in cui questo tipo di digiuno dovrebbe essere evitato.

Quali sono queste eccezioni?

Ci sono alcuni gruppi di persone che dovrebbero prestare particolare attenzione al digiuno intermittente. Senza che per tutti essi sia necessario evitarlo completamente, questi soggetti dovranno sì essere particolarmente cauti.

Il primo gruppo è quello dei bambini. I bambini crescono e si sviluppano rapidamente e hanno quindi bisogno di assumere un numero sufficiente di calorie ogni giorno. Hanno anche bisogno di ottenere abbastanza nutrienti sotto forma di minerali, proteine e vitamine per crescere correttamente ed evitare malattie come, per esempio, lo scorbuto che può essere causato dalla mancanza di vitamine.

Anche se alcuni esperti suggeriscono che i bambini possono digiunare in modo sicuro, si tratta di una possibilità che dovrebbe essere affrontata con estrema cautela e sempre sotto attento controllo medico.

I diabetici dovrebbero anche fare attenzione a questo tipo di digiuno. È vero che, come abbiamo indicato poco fa, il digiuno intermittente ha una serie di potenziali benefici per questo gruppo di persone dovuto all'effetto sull'insulina e sui livelli di zucchero nel sangue. Tuttavia, ci sono alcuni possibili pericoli: se si digiuna e si ha il diabete, il livello di zucchero nel sangue potrebbe abbassarsi pericolosamente. E ciò è particolarmente possibile se si stanno assumendo farmaci proprio per controllare questa condizione.

Quando non si mangia, il livello di zucchero nel sangue si abbassa e le e medicine potrebbero finire per farlo scendere ancora di più, provocando così uno stato di ipoglicemia. Questa condizione può provocare svenimenti, tremori nel corpo e, nei casi più estremi, persino il rischio di entrare in coma.

Un altro problema è che il livello di zucchero nel sangue può diventare troppo alto quando si mangia, specialmente se si consumano troppi carboidrati.

In conclusione, le persone diabetiche dovrebbero sempre parlare con un professionista della salute prima di intraprendere il digiuno intermittente e prestare particolare attenzione ai sintomi di un calo di zuccheri nel sangue.

Il terzo e il quarto gruppo di perone che dovrebbero evitare il digiuno intermittente, così come generalmente consigliano i medici, sono le donne incinte e che allattano. Questo perché la nutrizione è assolutamente vitale in queste fasi della vita di una donna. Le donne incinte e che allattano non solo stanno nutrendo se stesse, ma anche il loro bambino. Pertanto, hanno bisogno di consumare calorie e nutrienti sufficienti per sostenere due persone. E questo può essere troppo difficile e problematico quando si digiuna a intermittenza.

In ogni caso non ti preoccupare: affronteremo più ampiamente questo argomento, e molti altri che riguardano la relazione tra il digiuno e la salute della donna, nei prossimi capitoli.

Il digiuno intermittente potrebbe provocare un disturbo alimentare?

Per la maggior parte delle persone in tutto il mondo, il digiuno intermittente è un modo di mangiare sano che non causa problemi. Tuttavia, ci sono alcuni individui che riscontrano problemi con questo stile di vita, alcuni dei quali hanno una tendenza naturale a sviluppare comportamenti alimentari disordinati e che, per non correre rischi, dovrebbero evitare il digiuno intermittente.

A questo proposito, risulta di vitale importanza riconoscere i sintomi e capire se il digiuno intermittente può essersi convertito in un vero e proprio problema alimentare.

Alcuni di questi sintomi includono:

- Sentirsi estremamente affaticati.
- Sperimentare bruschi sbalzi d'umore, cambiamenti mestruali e problemi per dormire.
- Sentirsi in ansia all'idea di mangiare e assumere calorie.

Per coloro che hanno una predisposizione genetica a problemi alimentari, il digiuno intermittente può essere pericoloso. Questo perché ci si concentra sul NON mangiare, a differenza della maggior parte delle diete che si focalizzano sulla riduzione dell'apporto calorico prediligendo cibi che ne hanno un basso contenuto.

Questo può indurre a ignorare i segnali di fame del corpo e, una persona che ha già una tendenza a sviluppare disordini alimentari, può arrivare a sviluppare una fobia del cibo come conseguenza del digiuno intermittente.

Alcune persone poi, trovano che questo tipo di dieta porta loro ad abbuffarsi. Quando sono nella loro finestra alimentare, finiscono per indulgere eccessivamente in cibi ad alto contenuto calorico, un comportamento tipico dei disordini alimentari.

È quindi molto importante essere ben consapevoli di ogni segnale che possa indicare che il digiuno si sta trasformando in un problema di questo tipo.

Quali sono gli effetti collaterali del digiuno intermittente?

Il digiuno intermittente offre molti benefici ma ha anche alcuni effetti collaterali, che possono colpire ogni individuo in modo diverso.

Alcuni di questi effetti includono:

- Sentirsi scontrosi, irritabili e nervosi a causa della fame
- Sperimentare nebbia cerebrale o eccessiva stanchezza
- Ossessionarsi pensando a quando si può mangiare o a cosa si può mangiare
- Vertigini persistenti, mal di testa o nausea a causa di un basso livello di zucchero nel sangue
- Perdita di capelli dovuta alla mancanza di sostanze nutritive
- Cambiamenti del ciclo mestruale a causa di una rapida perdita di peso

- Costipazione dovuta alla mancanza di fibre, proteine, vitamine o liquidi
- Disturbi del sonno

La maggior parte delle persone non sperimenterà questi effetti collaterali, o almeno non in misura grave. Inoltre, quando si tratta di sintomi leggeri, di solito tendono a scomparire dopo un po' di tempo. Tuttavia, per altre persone, questi problemi risulteranno importanti o duraturi. In tal caso, si consiglia di interrompere il digiuno intermittente e consultare immediatamente un medico.

Gli atleti possono provare il digiuno intermittente?

Alcuni atleti considerano il digiuno intermittente come un modo per migliorare le loro prestazioni atletiche. Tuttavia, i risultati sull'argomento sono ancora abbastanza diversi. Alcune prove suggeriscono che se non si consume una quantità sufficiente di carboidrati, la durata e l'intensità dell'allenamento ne risentirà. Allo stesso tempo, altre ricerche indicano che il digiuno intermittente può offrire svariati benefici per gli atleti.

Alcuni di questi includono:

L'ormone della crescita (somatropina o GH) aumenta grazie al digiuno intermittente, aiutando a stimolare la crescita di muscoli, cartilagine e ossa. Migliora anche la funzione immunitaria, qualcosa di particolarmente positivo per gli atleti.

Ci sono miglioramenti anche per quanto riguarda la flessibilità metabolica, che rende possibile adattare più facilmente le diverse fonti di energia. Il corpo diventa in grado di utilizzare meglio i carboidrati o i grassi come fonte di carburante. E permette anche di bruciare i grassi molto più a lungo prima che il corpo umano "passi" ai carboidrati. Di conseguenza, l'insulina rimane bassa e il recupero post-esercizio migliora.

Il digiuno intermittente riduce l'infiammazione e ciò aiuta il recupero post-esercizio. Quando si svolgono attività sportive, si incorre in una elevata quantità di infiammazione muscolare da cui ci si deve recuperare. Più velocemente l'infiammazione diminuisce meglio è, e il digiuno intermittente può accelerare questo processo.

Come indicato, esistono però anche alcune preoccupazioni relazionate con gli atleti e sportivi che decidono di digiunare. Per esempio:

Il digiuno intermittente potrebbe causare un calo di testosterone, qualcosa di problematico perché ha un impatto sulla sintesi proteica muscolare.
E potrebbe anche rendere più difficile l'assunzione necessaria di calorie per guadagnare massa muscolare.

È sicuro per le donne digiunare?

Molti esperti dicono che è perfettamente sicuro per le donne realizzare il digiuno intermittente. Tuttavia, alcune prove indicano che le donne soffrono una maggiore sensibilità ai segnali della fame.

Quando il corpo percepisce la fame, aumenta la produzione di grelina e leptina, gli ormoni della fame. Questo provoca un bilancio energetico negativo e, spesso, conseguenti sbalzi d'umore molto forti.

Le donne sono anche più soggette ad altri squilibri ormonali quando digiunano e questo potrebbe causare cambiamenti e problemi nel ciclo mestruale. Questa scelta alimentare può anche interferire con la produzione dell'ormone tiroideo, qualcosa di particolarmente problematico per chi soffre di condizioni autoimmuni.

Quanto indicato non significa, però, che le donne non possano provare il digiuno intermittente. Significa solo che devono fare più attenzione. Potrebbe essere meglio per le donne iniziare con una forma più "light" di digiuno: invece di uno particolarmente lungo, un digiuno di 12-14 ore può essere l'opzione migliore.

Alcune donne si sentono al meglio della loro forma fisica e mentale con il digiuno intermittente, mentre altre trovano che non sia adatto a loro. A meno che tu non stia attrarversando una delle fasi della vita di cui parleremo più avanti, in generale vale la pena provare, sempre iniziando poco a poco, e vedere se funziona per te.

Il digiuno intermittente per le donne è in ogni caso un tema abbastanza complesso e delicato e per questo, dopo aver approfondito tutti i temi principali che hanno a che vedere con questo tipo di "dieta", analizzeremo anche nel dettaglio i possibili svantaggi e potenziali benefici per le donne. Quindi continua a leggere... tutte le risposte che cerchi ti aspettano nelle prossime pagine!

Capitolo 5

Protocollo per il digiuno intermittente 16:8

Se vuoi provare il digiuno intermittente, puoi iniziare con il metodo 16:8. Questo consiste nel digiunare per 16 ore e poi avere una "finestra" alimentare di 8 ore. È una delle forme più popolari di questo modo di mangiare.

Per metterlo in pratica, dovrai prima di tutto scegliere una finestra alimentare. Questo periodo di 8 ore può darsi in qualsiasi momento della giornata. Pertanto, puoi scegliere il momento più adatto per soddisfare le tue preferenze e seguire il tuo stile di vita. Una volta scelte le tue otto ore preferite, devi limitare il consumo di cibo a quelle ore.

Come si fa a scegliere l'orario giusto? Molte persone scelgono di mangiare da mezzogiorno alle 8 di sera, saltando la colazione per poi godersi il pranzo e la cena ai soliti orari. Possono anche aggiungere un paio di spuntini sani nella loro finestra.

Altre persone invece preferiscono fare tre pasti al giorno; in questo caso una finestra alimentare dalle 9 alle 17 può essere una buona opzione, in quanto permette di fare colazione alle 9, pranzare a mezzogiorno e cenare molto presto, verso le 16:30.

Altri ancora preferiscono aspettare fino al primo pomeriggio per interrompere il digiuno e consumare il loro ultimo pasto più tardi, prima di andare a letto.

Qualsiasi finestra alimentare tu scelga, assicurati che sia una che si adatti al tuo stile di vita. Se scegli frettolosamente o senza tenere in conto tutte le possibili variabili, non sarai in grado di seguire la tua dieta.

Cosa mangiare

Per massimizzare i benefici della dieta 16:8, dovresti, ovviamente, mangiare anche il più possibile cibi sani. Se ti alimenti di cibi ricchi di sostanze nutritive, sentirai meno la fame e, con il tempo, non avrai più tanta voglia di cibi malsani o processati.

Anche se sempre è possibile concedersi qualche spuntino e dolcetto, si dovrebbe includere in ogni pasto una gran varietà di alimenti integrali.

Facciamo alcuni esempi a continuazione:

- Frutta come banane, mele, arance, pere, pesche e frutti rossi
- Verdure come pomodori, verdure a foglia verde, cetrioli, cavolfiori e broccoli
- Cereali integrali come avena, riso, quinoa, grano saraceno e orzo
- Grassi sani come olio di cocco, avocado e olio d'oliva
- Proteine magre come pollame, pesce, semi, noci, uova e legumi

Se ti abbuffi costantemente di cibo spazzatura o di alimenti ultra processati, potresti finire per non ottenere nessun tipo di beneficio dal digiuno intermittente. Pertanto, cerca di mantenere l'assunzione di alimenti malsani ben sotto controllo.

Scegli anche bevande senza calorie. È vero che abbiamo detto che puoi bere e mangiare quello che vuoi nella tua finestra alimentare... ma sempre entro certi limiti! Se bevi diverse lattine o bottiglie di bibite gasate al giorno, avrai davvero poche possibilità di riuscire a perdere peso!

Soprattutto, nella tua finestra di digiuno, devi consumare solo bevande senza calorie. Se consumi qualsiasi bevanda che contenga calorie, starai essenzialmente interrompendo il tuo digiuno e rovinando il tuo schema alimentare.

Acqua, tè verde, caffè non zuccherato e tè senza latte sono tutte buone opzioni. Ti aiuteranno anche a controllare l'appetito e a mantenerti idratato o idratata fino alla fine del digiuno.

Scegli il tuo orario settimanale

Il tuo orario alimentare settimanale 16:8 varierà a seconda della finestra alimentare che sceglierai.

Ecco tre possibili esempi che si adattano a diversi orari:

Piano alimentare numero 1

Lunedì, Martedì, Mercoledì, Giovedì, Venerdì, Sabato, Domenica:

ore 9.00 - colazione
ore 10.30 - spuntino
ore 12.00 – pranzo
ore 16.00 - spuntino
Sera - bevande senza calorie

Piano alimentare numero 2

Lunedì, Martedì, Mercoledì, Giovedì, Venerdì, Sabato, Domenica:

ore 9.00 - bevanda senza calorie
ore 11.00 - colazione
ore 14.00 - pranzo
ore 16.00 - spuntino
ore 18.00 – cena
Sera - bevande senza calorie

Piano alimentare numero 3

Lunedì, Martedì, Mercoledì, Giovedì, Venerdì, Sabato, Domenica:

ore 11.00 - bevanda senza calorie
ore 13.00 - spuntino
ore 16.00 - pranzo
ore 18.00 - spuntino
ore 20.00 – cena

Idee pratiche per il tuo menù

Vediamo a continuazione qualche idea di menú per mettere in pratica i diversi piani alimentari appena indicati:

Menù per il Piano Alimentare Numero 1

Colazione ore 9
Opzione 1: pane tostato con avocado e uova
Opzione 2: biscotti integrali e yogurt naturale di soia
Opzione 3: pane tostato con un leggero strato di marmellata e latte scremato
Opzione 4: latte scremato e cereali

Spuntino ore 10:30 Opzione 1: yogurt magro con 2 biscotti integrali

Opzione 2: frutta e una manciata di frutti secchi

Pranzo ore 12

Opzione1: tofu o tempeh con verdure e riso integrale

Opzione 2: pasta con lenticchie o ceci

Opzione 3: pasta con verdure e parmigiano, più un uovo

Opzione 4: carne o pesce alla griglia con insalata e quinoa

Spuntino ore 16

Yogurt naturale e circa 200 grammi di frutta fresca

Menù per il Piano Alimentare Numero 2

Bevanda senza calorie ore 9

Acqua   con   succo   di   limone,   tè   o   caffè.

Colazione ore 11

Pane tostato con margarina, due uova (o uno yogurt naturale) e succo d'arancia naturale.

Pranzo ore 14

Opzione 1: sandwich con formaggio e verdure grigliate

Opzione 2: sashimi e sushi

Opzione 3: hamburger (di carne o vegano) e insalata di verdure

Spuntino ore 16

Una manciata di noci o mandorle e un frutto fresco

Cena ore 18
Opzione 1: bresaola e bruschette con pomodori e rucola, più un frutto
Opzione 2: insalata di lenticchie o pollo e verdure, più un frutto

Menù per il Piano Alimentare Numero 3

Bevanda senza calorie ore 11
Acqua con succo di limone, tè o caffè.

Spuntino ore 13
Una manciata di frutti secchi e un frutto

Pranzo ore 16
Insalata di quinoa con legumi e verdure alla griglia

Spuntino ore 18
Yogurt naturale e un frutto

Cena ore 20
Riso o patate con carne o pesce alla griglia e verdure in abbondanza, più un frutto o una pallina di gelato.

Capitolo 6

Protocollo per il digiuno intermittente di 24 ore

Se pensi che la dieta 16:8 non fa per te, potresti considerare il digiuno di 24 ore. Questo è conosciuto come il metodo Eat-Stop-Eat (Mangia- Fermati- Mangia) e comporta uno o due giorni non consecutivi di digiuno ogni settimana.

Introduzione al metodo Eat-Stop-Eat

Questo metodo è stato ideato dall'autore canadese Brad Pilon che ha scritto un libro su questo modo di alimentarsi. La sua metodologia è basata sulla ricerca canadese sugli effetti dei digiuni a breve termine sulla salute metabolica. L'idea alla base del metodo di Pilon è quella di rivalutare tutto ciò che si è imparato sulla tempistica dei pasti e sulla frequenza degli stessi.

Questa dieta è abbastanza facile da mettere in pratica, anche se, soprattutto all'inizio, può essere necessaria una certa dose di forza di volontà. In generale, basta scegliere un giorno o due giorni non consecutivi della settimana in cui digiunare per 24 ore. Negli altri cinque o sei giorni si può mangiare normalmente. Come sempre, è però anche consigliabile alimentarsi in modo sano per ottenere i migliori risultati.

Anche se sembra un controsenso, con questo digiuno mangerai comunque ogni giorno del calendario. Come è possibile?

Immagina che decidi di digiunare dalle 9 di lunedì alle 9 di martedì. Mangi il tuo ultimo pasto il lunedì mattina prima delle 9. Puoi poi mangiare il tuo seguente pasto il martedì mattina dopo le 9. Facile, no?

Durante le ore di digiuno, devi sempre mantenerti ben idratato o idratata. Bevi molta acqua e altre bevande senza calorie come tè, infusioni o caffè non zuccherati e senza latte.

Come scegliere i giorni di digiuno

Se vuoi provare il metodo Eat-Stop-Eat, dovrai scegliere i giorni di digiuno più giusti per te. Si tratta quindi di una decisione individuale. Per prima cosa, dovrai scegliere se digiunare per un giorno o per due. Probabilmente troverai più facile iniziare con un giorno di digiuno alla settimana e, una volta abituato o abituata, potrai aumentare a due giorni settimanali. Attenzione: non superare mai questo numero di giorni.

Alcune persone trovano più facile digiunare nel fine settimana perché non devono concentrarsi sul lavoro. Altre invece preferiscono fare esattamente il contrario: digiunare durante giorni lavorativi per avere "distrazioni" e non pensare continuamente al cibo. Dipenderà da te determinare le tue preferenze.

Ricorda, però, che se scegli di fare due giorni di digiuno, non possono essere consecutivi. Questo sarebbe un periodo di digiuno troppo lungo.

Potresti decidere di distanziare i tuoi due giorni di digiuno in modo abbastanza uniforme o, in alternativa, potresti volerli distanziare di un solo giorno e poi goderti il cibo per il resto della settimana. Sicuramente all'inizio dovrai sperimentare per trovare lo schema giusto e più adatto a te.

Orario settimanale

A continuazione, vediamo alcuni esempi di possibili orari per aiutarti a pianificare i tuoi digiuni di 24 ore:

Piano alimentare di un giorno a digiuno

Lunedì-Martedì
Martedì-Mercoledì
Mercoledì- Giovedì
Giovedì- Venerdì
Venerdì- Sabato
Sabato- Domenica
Domenica- Lunedì

9 a.m. - 9 a.m. mangiare normalmente
9 a.m.- 9 a.m. digiuno
9 a.m. - 9 a.m. mangiare normalmente
9 a.m. - 9 a.m. mangiare normalmente
9 a.m. - 9 a.m. mangiare normalmente
9 a.m. - 9 a.m. mangiare normalmente
9 a.m. - 9 a.m. mangiare normalmente

Piano alimentare di due giorni a digiuno

Lunedi-Martedì
Martedì-Mercoledì
Mercoledì- Giovedì
Giovedì- Venerdì
Venerdì- Sabato
Sabato- Domenica
Domenica- Lunedì

9 a.m. - 9 a.m. mangiare normalmente
9 a.m.- 9 a.m. digiuno
9 a.m. - 9 a.m. mangiare normalmente
9 a.m. - 9 a.m. digiuno
9 a.m. - 9 a.m. mangiare normalmente

9 a.m. - 9 a.m. mangiare normalmente
9 a.m. - 9 a.m. mangiare normalmente

Ovviamente, puoi decidere di iniziare il tuo periodo di digiuno un'ora prima o un'ora dopo. Qui abbiamo suggerito dalle 9 alle 9 del giorno successivo, tuttavia, puoi preferire che l'orario vada dalle 7.00 alle 7.00, o anche dalle 12.00 alle 12.00. Devi sempre scegliere gli orari e i giorni più giusti per te e il tuo stile di vita!

Capitolo 7

Altri tipi di digiuno intermittente

Anche se il digiuno di 24 ore e il digiuno intermittente 16:8 sono i due tipi di digiuno intermittente più popolari, ne esistono diversi altri. A continuazione, daremo un'occhiata più da vicino ad altri cinque tipi di digiuno che molte persone seguono.

La Dieta del Guerriero

Il digiuno 20:4 è comunemente conosciuto come la Dieta del Guerriero. Si tratta di una delle prime diete in assoluto che ha incluso il digiuno intermittente. Reso popolare da Ori Hofmekler, un esperto di fitness israeliano, questa dieta prevede il consumo di un grande pasto la sera, in una finestra di tempo di quattro ore per mangiare.

Durante le altre 20 ore del giorno, si possono mangiare solo piccole quantità di verdura e frutta cruda. Le scelte alimentari per questa dieta dovrebbero essere sane e simili a quelle della dieta Paleo.

Principalmente, bisognerebbe consumare solo alimenti integrali non processati e che non contengono ingredienti artificiali.

Un possibile orario per questa dieta si presenta nel seguente modo:

Lunedì, Martedì, Mercoledì, Giovedì, Venerdì, Sabato, Domenica:

Mezzanotte – ore 16.00 - piccole quantità di frutta e verdura

Ore 16.00 – ore 20.00 - Pasto abbondante

Ore 20.00 - Mezzanotte - Digiuno

Digiuno 5:2

Si tratta di un'altra popolare forma di digiuno intermittente che consiste nel mangiare normalmente per cinque giorni alla settimana. I restanti due giorni, le calorie dovrebbero essere limitate a 500 - 600.
Chiamata anche *Dieta Fast,* questo modo di alimentarsi è stato reso popolare dal giornalista britannico Michael Mosley.
Alle donne si raccomanda di mangiare 500 calorie nei giorni di digiuno; gli uomini possono arrivare alle 600.
Anche con questa dieta, puoi scegliere i due giorni che preferisci per digiunare. Tuttavia, è meglio che non siano consecutivi. In quei giorni, come indicato, non starai facendo un vero e proprio digiuno, ma potrai scegliere di mangiare un pasto o due piccoli pasti. Generalmente, le persone che seguono questa dieta preferiscono mangiare due pasti di 250/300 calorie ciascuno.

Questo è un possibile esempio di orario settimanale per il digiuno 5:2:

Lunedì - Mangiare normalmente
Martedì - Mangiare 500/600 calorie
Mercoledì - Mangiare normalmente
Giovedì - Mangiare normalmente
Venerdì - Mangiare 500/600 calorie
Sabato - Mangiare normalmente
Domenica - Mangiare normalmente

Digiuno di 36 ore

Il piano di digiuno di 36 ore richiede digiunare per un giorno intero. A differenza del metodo *Eat-Stop-Eat*, in questo caso non mangerai qualcosa ogni giorno del calendario.

Se, per esempio, finisci la cena alle 19 del primo giorno, il secondo giorno salti tutti i pasti. Non mangerai il tuo prossimo pasto fino al terzo giorno alle 7 del mattino. Questo equivale a un digiuno di 36 ore.

Alcuni studi suggeriscono che questo tipo di digiuno può produrre un risultato più rapido e può anche essere particolarmente vantaggioso per le persone diabetiche. Però, dal momento che richiede non ingerire alimento per un periodo di tempo abbastanza lungo, può anche risultare più problematico.

Un possibile orario per questo piano alimentare si presenta nel seguente modo:

Lunedì
Mezzanotte - 7 del mattino: Mangiare normalmente
7 del mattino – 7 del pomeriggio: Mangiare normalmente
7 del pomeriggio – mezzanotte: Digiuno

Martedì
Mezzanotte - 7 del mattino: Digiuno
7 del mattino – 7 del pomeriggio: Digiuno
7 del pomeriggio – mezzanotte: Digiuno

Mercoledì
Mezzanotte - 7 del mattino: Digiuno
7 del mattino – 7 del pomeriggio: Mangiare normalmente
7 del pomeriggio – mezzanotte: Mangiare normalmente

Giovedì
Mezzanotte - 7 del mattino: Mangiare normalmente
7 del mattino – 7 del pomeriggio: Mangiare normalmente
7 del pomeriggio – mezzanotte: Mangiare normalmente

Venerdì
Mezzanotte - 7 del mattino: Mangiare normalmente
7 del mattino – 7 del pomeriggio: Mangiare normalmente
7 del pomeriggio – mezzanotte: Mangiare normalmente

Sabato
Mezzanotte - 7 del mattino: Mangiare normalmente
7 del mattino – 7 del pomeriggio: Mangiare normalmente
7 del pomeriggio – mezzanotte: Mangiare normalmente

Domenica
Mezzanotte - 7 del mattino: Mangiare normalmente
7 del mattino – 7 del pomeriggio: Mangiare normalmente
7 del pomeriggio – mezzanotte: Mangiare normalmente

Digiuno a giorni alterni

Questo piano alimentare richiede stare a digiuno per 24 ore
complete a giorni alterni. Alcune versioni di questo tipo di
digiuno intermittente permettono di mangiare fino a 500
calorie in un giorno di digiuno. Altre invece permettono solo
bevande senza calorie.
In generale, si considera che questa non sia la migliore
opzione per cominciare con il digiuno intermittente. Questo
perché si va a letto sentendosi (molto probabilmente) affamati,
diverse notti ogni settimana. Senza dubbio, una situazione
difficile sia da mantenere a lungo termine che da gestire
all'inizio.

Un possibile orario per questo tipo di digiuno intermittente si presenta nel seguente modo:

Lunedì
Mezzanotte-Mezzanotte: Mangiare normalmente

Martedì
Mezzanotte-Mezzanotte: Digiuno

Mercoledì
Mezzanotte – Mezzanotte: Mangiare normalmente

Giovedì
Mezzanotte – Mezzanotte: Digiuno

Venerdì
Mezzanotte – Mezzanotte: Mangiare normalmente

Sabato
Mezzanotte – Mezzanotte: Digiuno

Domenica
Mezzanotte – mezzanotte: Mangiare normalmente

Digiuni prolungati

Come abbiamo visto, seguire il metodo 16:8 o Eat-Stop-Eat è abbastanza semplice. Alcune persone, però, vogliono spingere al massimo i benefici del digiuno intermittente e preferiscono optare per un digiuno di 42 ore.

Questo implica cenare il giorno 1, diciamo verso le 18:00. Saltare poi tutti i pasti il giorno 2. Il giorno 3, si procederebbe facendo colazione a mezzogiorno. Questo implicherebbe un tempo totale di digiuno di 42 ore.

Se provi questo protocollo di digiuno, non dovresti limitare il tuo apporto calorico durante la finestra alimentare.

Tecnicamente poi, è anche possibile prolungare i digiuni per periodi di tempo ancora più lunghi. Il record mondiale infatti è di ben 382 giorni! Ovviamente però quest'opzione non è assolutamente raccomandata e, ancora meno, senza una supervisione medica.

Alcune persone poi, provano il digiuno di 7-14 giorni per i teorici benefici che si dice forniscano digiuni prolungati di questo tipo. Alcune teorie infatti indicano che un digiuno di sette giorni può aiutare a prevenire il cancro o a promuovono la chiarezza mentale. Questi benefici non sono provati e sono, al momento, solo teorici. Soprattutto se si è agli inizi quindi, è meglio attenersi ad uno dei piani di digiuno intermittente testati e delineati sopra.

Capitolo 8

Come massimizzare i risultati del digiuno intermittente

Sia che tu abbia deciso di provare il digiuno intermittente per perdere peso o per gli altri benefici che derivano da questo tipo di alimentazione, sicuramente vorrai ottimizzare al massimo i tuoi risultati.

Sarai quindi felice di sapere, che ci sono alcune cose che puoi fare per ottenere ancora più possibili risultati positivi dal tuo nuovo modo di alimentarti. A continuazione, diamo quindi un'occhiata ad alcune cose che puoi decidere di provare per accelerare la tua perdita di peso e i conseguenti benefici per la tua salute:

Esercizio e digiuno intermittente

Alcune studi indicano che se ci si esercita durante il digiuno intermittente, si possono ottenere ulteriori benefici. Questo si deve da un lato ad un impatto sul metabolismo e sulla biochimica muscolare, e dall'altro alla sensibilità all'insulina e al livello di zucchero nel sangue. Se ci si esercita mentre si è a digiuno, il tuo glicogeno (o i carboidrati immagazzinati) si esaurisce. Questo significa che brucerai più grassi.

Per ottenere risultati ottimi, si consiglia di mangiare proteine dopo l'allenamento. Questo aiuta a costruire e mantenere la muscolatura e facilita un migliore recupero. È anche consigliabile assumere carboidrati entro mezz'ora dalla fine dell' allenamento.

In generale, è anche altamente consigliato mangiare del cibo vicino a qualsiasi sessione di esercizio ad alta intensità. Si dovrebbe anche bere molta più acqua per rimanere ben idratati: mantenere il livello di elettroliti è importante e l'acqua di cocco può essere un utile alleato per questo scopo.

Può capitare di sentirsi un po' deboli o storditi se ci si allena mentre si sta facendo un periodo di digiuno. Se ti dovesse capitare qualcosa del genere, fai subito una pausa. È estremamente importante ascoltare sempre il proprio corpo.

Se stai realizzando un digiuno più lungo, potresti provare esercizi o tipi di allenamento più leggeri come il pilates, lo yoga o le passeggiate, tutte buone opzioni che ti aiuteranno a bruciare grassi senza correre il rischio di indebolirti troppo.

Qual è il miglior tipo di esercizio quando si è a digiuno?

In generale il cardio è sempre una buona opzione per bruciare grassi. Un altro metodo molto efficace per perdere peso e spesso utilizzato sia da uomini che da donne che seguono una dieta a digiuno intermittente è l'allenamento HITT (High Intensity Interval Training).

Di cosa si tratta?

Di un metodo di allenamento cardiofitness che prevede l'alternanza di periodi di esercizio anaerobico breve e molto intenso e periodi di recupero attivo con esercizi di tipo aerobico meno impegnativi. Si tratta quindi di un metodo di allenamento misto, che prevede vari picchi di intensità differente invece di un allenamento aerobico più "classico" realizzato ad intensità costante e più moderata.

Il metodo HIIT è un allenamento cardiovascolare che si basa sulla variazione delle frequenze cardiache mediante un alternanza continua di frequenze elevate e moderate durante lo stesso allenamento.

Questo tipo di allenamento si può svolgere in qualsiasi palestra visto che, solitamente, richiede l'utilizzo dei più classici macchinari da cardiofitness: stepper, cyclette, tapis roulant, vogatore, etc.

L'allenamento con questo metodo inizia con pochi minuti di esercizio a intensità moderata su, per esempio, il tapis roulant, ad una frequenza cardiaca di circa il 60% della FCmax (frequenza cardiaca massima)
Dopo questa prima fase più leggera, si aumenta la velocità o la resistenza del macchinario, passando così ad un importante aumento dell'intensità e a valori piuttosto elevati, tra l'80 e il 90% della frequenza cardiaca massima. Dovuto alla sua intensità, questa fase dura molto poco: tra 30 secondi e 1 minuto.

A seguito di questo picco, si riduce nuovamente l'intensità dell'allenamento, e, di conseguenza, si riporta la frequenza cardiaca a valori più bassi. Dopodiché, si ripete il ciclo per diverse volte. Sia all'inizio che alla fine dell'allenamento è importante realizzare un riscaldamento e defaticamento di almeno 5 minuti. Senza contare questi circa 10 minuti, la durata della sessione varia in genere dai 10 ai 40 minuti, dipendendo da vari fattori come, per esempio, l'intensità dello sprint e la forma fisica della persona. Come avrai capito quindi, si tratta di allenamenti in generale molto brevi, sicuramente un vantaggio in più per chi ha poco tempo a disposizione per allenarsi ed uno stile di vita frenetico.

Se non pratichi questo tipo di allenamento abitualmente è estremamente importante che tu ti rivolga a un professionista del mondo del fitness che ti possa seguire, preparare adeguatamente, e che valuti tutti i pro e i contro di questo tipo di esercizio nel tuo specifico caso.

Quindi ricorda: non improvvisare!

Come scegliere la dieta più giusta per te

Per massimizzare i risultati del tuo digiuno intermittente, dovrai scegliere il protocollo più giusto per il tuo corpo e il tuo stile di vita. Come hai appena visto ci sono diversi tipi di digiuno intermittente e non tutti sono adatti a tutti. È importantissimo trovarne uno che, non solo ti faccia sentire bene fisicamente, ma anche che ti renda la vita facile... non più difficile!

Una volta scelto un determinato protocollo, è importante attenersi ad esso per un periodo di tempo sufficientemente lungo per capire se effettivamente può apportare dei benefici reali (ovviamente sempre e quando durante il percorso non si riscontrino problemi fisici o psicologici!)

Quindi, ecco a continuazione alcune domande che dovresti porti al momento di scegliere.

- Stai già mangiando in modo sano?

Il digiuno è più complicato se in questo momento la tua dieta è ricca di carboidrati, zuccheri e grassi. Questo perché se cominci di colpo un digiuno "estremo", sperimenterai sicuramente sintomi di astinenza dallo zucchero. E questo renderà particolarmente difficile attenersi al tuo nuovo stile di vita.

Quindi, se mangi regolarmente cibi processati, prova ad iniziare con una breve finestra di digiuno. Nel frattempo, liberati dallo zucchero e inizia a mangiare in modo più pulito. Smetti di fare spuntini e introduci alimenti integrali nella tua alimentazione. A continuazione, se necessario, potrai anche aumentare la tua finestra di digiuno.

Se invece mangi già in modo sano, puoi iniziare subito con una finestra di digiuno più lunga.

- Riesci a stare per lunghi periodi di tempo senza mangiare?

Alcune persone sono in grado di gestire senza problemi il digiuno per un giorno intero. Altre resistono solo poche ore. Sicuramente all'inizio dovrai sperimentare. Concentrati su come il digiuno ti fa sentire, e se fai fatica a non mangiare per lunghi periodi, scegli un metodo come il 5:2 o il 16:8. Se invece non riscontri grandi difficoltà, puoi optare anche per un digiuno di fino a 36 ore.

- Quando ti risulta più facile stare a digiuno?

Stare a digiuno di solito risulta pù facile se si è impegnati e distratti dal pensare al cibo. Se digiuni al lavoro per esempio, è possibile che tu senta meno la fame. Se ti alleni, potresti voler terminare la tua finestra di digiuno subito dopo aver fatto esercizio.

Pensare a queste diverse opzioni, ti aiuterà a capire come scegliere il protocollo giusto per soddisfare il tuo stile di vita e le tue preferenze, aumentando così esponenzialmente le tue possibilità di successo.

Digiuno intermittente e dieta chetogenica

Alcuni esperti indicano che combinando il digiuno intermittente con la dieta chetogenica, sia possibile perdere ancora più peso. Cosa comporta questa "unione"?

La dieta cheto (o chetogenica) è un modo specifico di mangiare in cui la maggior parte delle calorie provengono da grassi sani. Le calorie rimanenti derivano dalle proteine. In questa dieta si consumano pochissimi, se non nessun carboidrato.
E una dieta a basso contenuto di carboidrati e alto contenuto di grassi incoraggia il tuo corpo a bruciare il grasso, non gli zuccheri, per produrre energia. Se il tuo corpo non ha accesso a abbastanza carboidrati per svolgere le sue attività quotidiane, il grasso viene scomposto dal fegato. Questo produce chetoni (o acetoni) che vengono poi utilizzati come combustibile per l'energia. Il processo è noto come chetosi. Da qui il nome dieta cheto ("keto" in lingua inglese).

Come il digiuno intermittente, le diete chetogeniche apportano una importante serie di benefici. Possono favorire la perdita di peso, ridurre il livello di zucchero nel sangue e migliorare le funzioni cerebrali. Possono arrivare persino a ridurre problemi come il diabete e l'obesità.
Se combini la dieta cheto con il digiuno intermittente, la quantità di tempo in cui sei in chetosi aumenta. Questo aiuterà a farti sentire più energia, meno fame e ad accelerare la tua perdita di peso.

Capitolo 9

L'importanza del sonno

Uno degli elementi di maggior importanza, e spesso più trascurato, all'ora di cercare di perdere peso, è il sonno. Recuperare energia, riposarsi e dormire bene infatti, sono tre fattori chiavi per ottenere buoni risultati e in tempi rapidi.

Perché? Il nostro corpo entra in una fase di tipo anabolico (costruzione) principalmente durante il sonno. Questo significa fondamentalmente che l'organismo si mette al lavoro per riparare i danni, sostituire le cellule e, ebbene sì, bruciare i grassi. Nel libro "Sleep Smarter: 21 Essential Strategies to Sleep Your Way to A Better Body Better Health and Bigger Success" Shawn Stevenson dettaglia gli ormoni chiave che si dovrebbero conoscere per la perdita di peso, anche se ce ne sono molti altri. Alcuni aiutano ad avviare la riparazione e la crescita e altri a tenerci svegli e/o vigili. Ed uno dei principali fattori che determinano la creazione e il rilascio di questi ormoni è proprio la qualità del sonno.

Stevenson cita studi che dimostrano come la privazione del sonno può essere collegata ad alti livelli di ormoni come il cortisolo e l'insulina, e cita anche gli ormoni correlati alla combustione dei grassi che vengono rilasciati solo durante il sonno e al buio. La somatotropina o ormone della crescita aiuta a bruciare i grassi e la qualità del sonno è legata alla creazione di questo ormone. Se non si dorme bene nei momenti giusti, nemmeno l'esercizio e il cibo sano potrebbero non dare i risultati sperati. Quindi se nel passato hai provato a seguire una dieta, facendo anche molto esercizio in palestra, ma trascurando il sonno e dormendo solo poche ore a notte, è possibile che tu non abbia ottenuto i risultati sperati proprio perché al tuo "puzzle" mancava questo importante tassello.

Soprattutto le persone che non dormono bene la notte, dovrebbero seguire i consigli a continuazione per migliorare la qualità e la quantità delle loro ore di riposo:

Numero 1 – Maggiore esposizione al sole

Il ritmo circadiano del nostro corpo o "orologio del corpo" gioca un ruolo fondamentale nella produzione di ormoni. Ed è fortemente influenzato dalla luce del sole. Lo stesso Shawn Stevenson spiega che la luce, in particolare quella del mattino, segnala alle ghiandole e agli organi che è ora di svegliarsi, mettendoli in coda per produrre gli ormoni del giorno che, in gran maggioranza, aiutano a mantenerci svegli e vigili. Se i nostri corpi ricevono poca luce solare al mattino e poi troppa luce artificiale di notte (la luce di cellulari, portatili, tablet e televisioni) finiremo per mandare in confusione il nostro ritmo circadiano. E questo può indurre le nostre ghiandole a produrre ormoni che ci impediscono di dormire. La mancanza di sonno di qualità quindi, può ostacolare la produzione di ormoni come quello della crescita e potrebbe invece aumentare la creazione di ormoni come l'insulina. Se questo accade non si bruceranno grassi durante la notte!

Numero 2 - Evitare i dispositivi elettronici prima di andare a dormire

Le persone che guardano la televisione fino al momento di andare a dormire o che si addormentano con il loro cellulare in mano, è molto probabile che soffrano di qualche tipo di problema relazionato con il sonno. E la soluzione più rapida per loro sarebbe spegnere i loro dispositivi elettronici almeno un'ora prima di andare a dormire.
Come indicato poco fa infatti, il nostro orologio corporeo è direttamente influenzato dalla luce del sole e anche da quella artificiale.

I nostri occhi sono un importante sensore di luce e la luce blu prodotta dai nostri schermi stimola il corpo a produrre ormoni diurni che servono appositamente per tenerci svegli e attivi. Non c'è quindi da stupirsi se con questi ormoni al lavoro nel corpo, addormentarsi risulta difficile e l'organismo non è in grado di produrre gli ormoni anabolici di cui abbiamo bisogno per riposarci e perdere peso.

Quindi, anche se sei abituato o abituata da tempo ad addormentarti davanti al tuo programma preferito, prova a cambiare le tue abitudini se realmente vuoi riuscire a godere di un sonno di qualità!

Numero 3 – L'importanza di dormire al buio

Come forse avrai già intuito leggendo questo capitolo, anche dormire con la luce spenta favorisce un corretto riposo. Quindi spegni sempre lampade e luci di ogni tipo prima di andare a letto! E se la tua camera da letto è al buio, ma la luce dei lampioni o le luci di sicurezza riescono comunque a penetrare da una finestra, dovrai ricordarti di oscurarle sempre abbassando le persiane o utilizzando tende opache e pesanti: ebbene sì, anche questo tipo di illuminazione può influire negativamente sul nostro sonno riparatore e provocare in noi quella fastidiosa sensazione di non avere riposato bene tipica del giorno seguente.

Numero 4 – Quantità ma soprattutto qualità

Uno dei punti più interessanti del libro di Shawn Stevenson è quello in cui viene indicato che esiste una finestra temporale durante la notte in cui il sonno offre più benefici per il nostro corpo.

Durante questa finestra, il nostro organismo produce il maggior numero di ormoni necessari per la riparazione e la perdita di grasso. Questo avviene approssimativamente tra le 10 di sera e le 2 del mattino, e tutte le ore fuori da questa finestra sono come un "bonus".

Anche se questo lasso di tempo potrebbe variare leggermente a seconda del periodo dell'anno e del fuso orario in cui ci si trova, il consiglio resta comunque quello di andare a letto il più presto possibile dopo il tramonto.

Insomma, migliorare le abitudini del sonno è chiave per perdere peso, costruire massa muscolare e vivere una vita più sana in generale. Questo importante fattore è spesso trascurato nei programmi di perdita di peso, essendo forse il pezzo mancante di cui tante persone hanno bisogno. Un sonno di qualità può garantire il corretto adattamento degli ormoni chiave per la combustione dei grassi e potrebbe essere persino più importante che aumentare l'esercizio fisico e le ore di palestra.

Quindi ricordati di andare a dormire il prima possibile, metti via i dispositivi elettronici almeno un'ora prima di infilarti sotto le coperte, e spegni sempre tutte le luci.

Capitolo 10

Come iniziare il digiuno intermittente

Se ti sei convinto o convinta dei benefici del digiuno intermittente, devi sapere come iniziare. Dopo tutto, intraprendere un nuova dieta può essere complicato. Quindi, come partire al meglio? A continuazione dettagliamo alcuni consigli utili.

Non iniziare con il protocollo più duro di tutti

Si può essere tentati di cercare di perdere più peso e il più rapidamente possibile iniziando con un lungo digiuno. Tuttavia, tieni presente che questo potrebbe non essere l'approccio migliore. Come abbiamo già detto, può risultare molto difficile digiunare per lunghi periodi di tempo se questo è qualcosa che non si è mai fatto prima. Specialmente se sei abituato a una dieta ad alto contenuto di carboidrati, zuccheri e cibi processati, farai molta fatica a digiunare fin da subito per 36 ore di fila.

E se l'esperienza con il primo digiuno risulta terribilmente difficile e complicata, il più delle volte si finisce per abbandonare completamente l'idea.
Si raccomanda quindi di iniziare con calma, marcandosi mete realistiche, e di provare qualsiasi piano digiuno intermittente per almeno un mese (come indicato, sempre e quando non insorgano problemi di salute). Questo ti darà abbastanza tempo per capire se il tipo di dieta prescelta può funzionare o meno per te.
Come indicato, sarà molto difficile per qualcuno inesperto attenersi ad un digiuno prolungato a lungo termine. Per questo, è meglio optare per una delle diete meno rigorose per iniziare.

Il protocollo 5:2 per esempio, permette di mangiare qualcosa ogni giorno. Con esso infatti, puoi mangiare i tuoi pasti abituali ben cinque giorni alla settimana. Gli altri due, avrai ancora 500 o 600 calorie con cui "giocare". Questo ti offre parecchie opzioni, sempre e quando tu faccia scelte alimentari sane, che ti permetteranno di sperimenterete i benefici di questa dieta senza mai sentire la fame.

In alternativa, è anche consigliato iniziare con il popolare metodo 16:8. Specialmente tenendo in conto che per gran parte del tempo di digiuno starai dormendo! E nella tua finestra di 8 ore sarai quindi libero o libera di mangiare, entro certi limiti, quello che vuoi.

La maggior parte delle persone che seguono questo metodo considerano che esso offra molta autonomia e, una volta abituate al digiuno di 16 ore, lo trovano un modo di alimentarsi abbastanza semplice.

Se vuoi provare ad arrivare a digiuni più lunghi una volta fatta l'abitudine a quelli più brevi, ovviamente puoi farlo. Tuttavia, tieni in conto che molte persone continuano a seguire il loro piano iniziale a lungo termine e sperimentano comunque buoni risultati.

Mantenere buoni livelli di idratazione

Qualsiasi tipo di digiuno intermittente si provi, è necessario mantenersi ben idratati. Il digiuno si riferisce solo al cibo e alle bevande contenenti calorie. Non significa quindi che tu non possa bere acqua e altre bevande senza calorie. Anzi... dovresti berne ancora di più!

Rimanere idratati farà sì che le tossine possano essere espulse efficacemente dal corpo. Questo aiuterà a promuovere la perdita di peso e ad ottenere importanti obiettivi di benessere.

Ti aiuterà anche a rimanere sano o sana in altri modi: la tua pelle per esempio, sarà e apparirà più sana. Le tue abitudini intestinali saranno più regolari. Eviterai o diminuirai anche problemi relazionati con il mal di testa e la disidratazione.

Bere bevande senza calorie durante la finestra di digiuno può anche aiutare a prevenire la sensazione di fame. Spesso pensiamo di avere fame, ma in realtà abbiamo sete. Se bevi un bicchiere d'acqua quando inizi a sentire la fame, riuscirai a digiunare molto più a lungo.

Sperimentare diversi modelli alimentari

Poco fa abbiamo suggerito alcuni possibili orari per ogni piano alimentare, ma questo non significa che tu debba attenerti rigorosamente ad essi. I giorni e gli orari che abbiamo suggerito sono solo esempi e potrebbero non funzionare per te. Dovrai scegliere i giorni e gli orari giusti per adattarli al tuo stile di vita, alle tue preferenze e ai tuoi bisogni.

Chissà tu preferisca iniziare a mangiare appena ti alzi e poi consumare l'ultimo pasto della giornata molto presto. O forse per te è meglio interrompere il digiuno nel primo pomeriggio e cenare poco prima di andare a letto.

Forse preferisci digiunare nel fine settimana, così non devi preoccuparti di sentirti stanco o stanca al lavoro. Oppure digiunare in un giorno lavorativo può risultare più facile per te, perché avrai mille altre cose a cui pensare e che ti distrarranno dal pensiero del cibo.

Non esiste un unico piano di digiuno intermittente perfetto per tutti. Questo significa che potresti aver bisogno di fare un po' di esperimenti. Valuta i pro e i contro di tutti i tipi di diete che ti abbiamo suggerito. Pensa a quale credi si possa adattare meglio a te e fai una prova.

E ricordati di provare per almeno un mese prima di decidere in modo definitivo se continuare o lasciar perdere. Se consideri che quella non è l'opzione più adatta al tuo stile di vita, ricomincia da capo, provando un tipo diverso di digiuno intermittente che potrebbe adattarsi meglio alle tue esigenze. In alternativa, sposta un po' le tue finestre alimentari per vedere se il tutto diventa più gestibile.

Non avere paura di provare e sperimentare: questa potrebbe essere proprio la chiave del successo!

Capitolo 11

Piano settimanale per iniziare

Abbiamo appena parlato dei consigli generali più importanti per avere successo con il digiuno intermittente. Per incrementare ulteriormente le possibilità di ottenere risultati positivi nel minor tempo possibile, analizziamo a continuazione i passi da seguire, settimana per settimana, al momento di cominciare ad alimentarci in questo modo. In particolare, ci concentreremo sul protocollo di digiuno intermittente generalmente più facile e popolare per una persona principiante: il 16:8.

Settimana numero 1

In questa prima settimana dovrai semplicemente adattarti alla finestra.

Per riuscire a farlo, dovrai:

1. Scegliere con attenzione la tua finestra alimentare preferita. Ricorda che il sonno è assegnato alla tua finestra di digiuno, e che devi cercare di fare in modo che la tua finestra per mangiare corrisponda a quegli orari in cui, per un motivo o per l'altro, senti che ti risulterà più complicato digiunare.

2. Non cambiare drasticamente il tipo di cibo che mangi. Questa settimana serve principalmente per abituarsi alla finestra alimentare.

3. Non fare esercizio. Se è la prima volta che digiuni, l'esercizio fisico molto probabilmente aumenterà la tua fame rendendo più complicato attenersi alle finestre prescelte.
Per ora quindi, concentrati esclusivamente sul rimanere all'interno della tua finestra.

4. Metti in pratica il protocollo del digiuno 16:8 dal lunedì al venerdì e prenditi il fine settimana "libero".

Settimana numero 2

Se sei riuscito ad attenerti con successo ai suggerimenti della prima settimana, passa alle raccomandazioni che indichiamo qui di seguito. Questa settimana continueremo a fare pratica e cominceremo ad occuparci anche del sonno.

Prendi nota:

1. Valuta la finestra alimentare dell'ultima settimana. Hai bisogno di cambiarla o modificarla leggermente? Si adatta al tuo stile di vita? Se la risposta è sì, continua ad "allenarti" come fino ad ora dal lunedì al venerdì. Se no, fai dei piccoli cambiamenti ma senza abbandonare drasticamente il tipo di dieta prescelta.

2. Metti in pratica uno dei quattro consigli per dormire meglio delineati in precedenza in questo libro.

3. Sentiti libero o libera di fare un po' di esercizio se ne hai voglia! Ma se non ti senti ancora del tutto a tuo agio con questo nuovo stile di vita o se soffri ancora forti attacchi di fame, aspetta ancora un pochino prima di tornare in palestra o di ricominciare qualunque altro tipo di attività sportiva.

4. Per il momento, non fare ancora cambiamenti drastici per quanto riguarda la tua alimentazione e il tipo di cibo che consumi.

Settimana Numero 3

Questa settimana finalmente includeremo nella tua routine l'esercizio fisico.

Prendi bene nota delle seguenti raccomandazioni:

1. Ancora una volta fai un ripasso della settimana precedente: la tua finestra alimentare continua a essere la più adeguata per te? Hai bisogno di realizzare qualche cambiamento o sei felice di come stanno andando le cose finora?

2. Aggiungi un allenamento HITT appropriato basato sul tuo livello di abilità. Con l'aiuto di un allenatore o personal trainer, crea un allenamento da completare due o tre volte questa stessa settimana.

4. Inizia a ridurre lo zucchero nella tua alimentazione.

Settimana 4

Questa settimana dovresti ormai padroneggiare senza problemi la tua finestra alimentare.

In ogni caso, prendi nota dei seguenti consigli:

1. Continua con la finestra alimentare prescelta

2. Continua a ridurre gli zuccheri e inizia a cercare opzioni di dessert sani, come per esempio dessert cheto che saranno ricchi di grassi sani e poveri di carboidrati.

3. Metti in pratica un'altro dei suggerimenti per dormire meglio che hai potuto trovare in questo libro.

4. Esegui 2-4 allenamenti HITT, possibilmente, sempre sotto la supervisione di un professionista.

Come hai potuto osservare, i primi 30 giorni del digiuno 16:8 non sono affatto drastici. Non si è parlato per ora di rinuncia al pane, alle patate e nemmeno del tutto ai dolci. Questo perché i primi 30 giorni di digiuno intermittente dovrebbero trascorrere realizzando cambiamenti positivi e ottenendo buoni risultati senza fare uno sforzo eccessivo, qualcosa che senza dubbio aiuta a mantenere alta la motivazione.

Una delle chiavi del successo a lungo termine sta nel modo in cui si inizia. Se sei un principiante quindi, non dovresti affrettare troppo i tempi, nemmeno se sei alla disperata ricerca di risultati.

Una delle principali ragioni per cui le persone rinunciano a continuare con il digiuno intermittente è quella di aver provato a cambiare troppo e troppo presto. Le persone che hanno trascorso una (o due!) decadi mangiando in modo malsano e poco equilibrato, non posso certo pretendere di azzerare tutte le loro cattive abitudini dall'oggi al domani!

Capitolo 12

Tutte le risposte alle domande più comuni

Se hai deciso di iniziare con il digiuno intermittente, vorrai avere tutte le informazioni sull'argomento a portata di mano. Anche se abbiamo affrontato la grande maggioranza dei punti chiave nei primi capitoli di questo libro, ci sono ancora alcune domande a cui è importante rispondere.

A continuazione quindi, potrai trovare le risposte ad alcuni dei dubbi più comuni sull'argomento.

Spero che queste risposte ti aiutino a prendere una decisione definitiva e a capire se il digiuno intermittente può essere, oppure no, l'opzione più giusta per te aiutandoti a cominciare con il tuo nuovo stile di vita.

È possibile fare esercizio fisico quando si digiuna a intermittenza?

Molte persone si domandano se possono continuare ad allenarsi se sono a digiuno. Come abbiamo già brevemente spiegato, nella maggior parte dei casi, il digiuno intermittente non ti impedirà di allenarti a lungo termine. Potrebbe volerci un po' di tempo, tuttavia, per adattarti alla tua nuova dieta.

In generale, molte persone che seguono questo stile di vita scoprono addirittura di sentirsi più energiche durante il digiuno!

Ci sono poi persone che si preoccupano di poter perdere muscolatura se digiunano. Questo è un pericolo relazionato a qualsiasi dieta. Tuttavia, puoi evitare che ciò accada ricorda: se mangi molte proteine nella tua finestra alimentare e fai un regolare allenamento di resistenza non dovresti avere problemi.

È consigliabile fare esercizio alla fine del periodo di digiuno. Di solito, sentirai la fame circa 30 minuti dopo aver finito il tuo allenamento. Interrompere il digiuno in quel momento risulta in generale l'opzione migliore e più soddisfacente.

Quando si segue uno stile di vita di digiuno intermittente, non ci sono restrizioni su ciò che si può mangiare nella propria finestra alimentare. Questo è il motivo per cui questa "dieta" è così diversa dalle altre: non si è limitati a quantità o tipi di cibo specifici. Tuttavia, è bene ricordare che si dovrebbero comunque fare scelte sane. Se si consumano cibi grassi e processati troppo regolarmente, non si vedranno i benefici del digiuno intermittente.

Quali sono gli alimenti più consigliati?

La soluzione migliore è quindi quella di alimentarsi seguendo una dieta equilibrata nella tua finestra alimentare. Questo ti aiuterà a mantenere alto il tuo livello di energia mentre continui a perdere peso. Gli alimenti densi di nutrienti come semi, legumi, noci, cereali integrali, verdure e frutta sono ottime scelte in questo senso. Dovresti anche consumare molte proteine magre.

Ci sono poi alcuni alimenti che possono essere particolarmente consigliati se si segue questo tipo di dieta. Vediamoli:

Avocado: è vero, sono molto calorici. Tuttavia, sono ricchi di grassi monoinsaturi. Questo li rende molto sazianti: se aggiungi mezzo avocado al tuo pasto ti sentirai molto più pieno!
Pesce: dovresti cercare di mangiare un minimo di 230 grammi di pesce ogni settimana. Il pesce è ricco di proteine, grassi sani e vitamina D. Fa anche molto bene alla salute del cervello.
Verdure crucifere: alimenti come cavolfiori, cavoletti di Bruxelles e broccoli sono ottime scelte. Sono ricche di fibre che aiutano a evitare la stitichezza e a sentirsi più pieni.

Patate: alcune persone si preoccupano che le patate facciano male. Al contrario, aiutano a rimanere sazi e a sentirsi pieni più a lungo.

Legumi e fagioli: sono poco calorici e apportano molta energia. Sono anche ricchi di proteine e fibre.

Probiotici: mangiare cibi ricchi di probiotici come crauti, kefir e kombucha aiuta a mantenere il tuo intestino soddisfatto e ad evitare problemi di stomaco se stai appena iniziando con questa nuova dieta.

Frutti rossi: fragole, mirtilli, ecc. sono ricchi di nutrienti importanti come la vitamina C. Sono anche ricchi di flavonoidi, che aiutano a perdere peso.

Uova: un solo uovo contiene ben 6 grammi di proteine. Semplici e veloci da cucinare, le uova ti aiuteranno a saziarti rapidamente.

Noci: sì, le noci sono ricche di calorie. Tuttavia, sono anche ricche di grassi polinsaturi ed apportano tantissimi altri benefici (abbassano il colesterolo, aiutano il cuore ed il cervello, riducono il rischio di diabete ed ipertensione, ecc.)

Cereali integrali: sì, anche i cereali integrali sono carboidrati! Tuttavia, sono ricchi di proteine e fibre e non c'è bisogno di mangiarne in grandi quantità per sentirsi pieni più a lungo. Possono inoltre aiutare ad accelerare il tuo metabolismo.

Cosa si può mangiare o bere nella finestra di digiuno?

Hai ormai capito cosa è meglio mangiare nella tua finestra alimentare. Ma cosa si può ingerire nel periodo di digiuno? La risposta dipende da quale tipo di protocollo stai seguendo.

Se la risposta è la dieta 5:2, puoi mangiare fino a 500 o 600 calorie nei giorni di digiuno. Ovviamente, questo è abbastanza restrittivo.

Quindi, puoi massimizzare le quantità che puoi mangiare includendo molti cibi a basso contenuto calorico e ricchi di nutrienti. Le verdure e la frutta sono gli elementi fondamentali dei tuoi giorni di digiuno.

Se stai seguendo uno degli altri metodi di digiuno, non puoi mangiare alcun cibo solido. Non puoi nemmeno assumere bevande che contengono calorie. Fortunatamente, però, ci sono molti altri liquidi che puoi bere per rimanere ben idratato.

Prima di tutto, è ovvio che dovresti bere molta acqua nella tua finestra di digiuno. Sia l'acqua frizzante che quella normale vanno bene. Se lo desideri, puoi aggiungere una spremuta di lime o di limone per ottenere un po' più di sapore. O utilizzare, per esempio, fette di arancia o di cetriolo. Non puoi però aggiungere alcun dolcificatore zuccherato artificialmente.

Un'altra eccellente bevanda per il periodo di digiuno è il caffè nero. Non contiene calorie e non influisce sui tuoi livelli di insulina. Puoi prendere caffè decaffeinato o normale, ma non puoi aggiungere latte o dolcificanti. Se vuoi dare al tuo caffè più sapore, prova a versarvi un pochino di cannella o altre spezie.

Alcune persone dicono che il caffè nero potrebbe addirittura migliorare i benefici del digiuno intermittente. La caffeina può sostenere la produzione di chetoni, così come un livello sano di zuccheri nel sangue a lungo termine. Una nota di avvertimento, però. Alcune persone scoprono che se bevono caffè durante il digiuno sentono lo stomaco sottosopra o il cuore accelerato.

Dovrai quindo prestare attenzione a come ti senti e valutare se questa può essere, o no, un'opzione per te.

Se sei a digiuno da 24 ore o più, prova il brodo vegetale: non usare però cubetti di brodo artificiale o brodo in scatola. Sono pieni di conservanti e sapori artificiali che possono danneggiare il tuo digiuno. Prepara il tuo brodo a casa: sarà più sano e avrà un miglior sapore!

Il tè è un'altra bevanda che può anche aiutarti a sentire una sensazione di sazietà. Puoi bere qualsiasi tipo di tè nella tua finestra di digiuno. Tè nero, tè verde, tè alle erbe... In generale, vanno tutti bene. Il tè aiuta anche a migliorare il digiuno sostenendo la salute delle cellule e dell'intestino e l'equilibrio probiotico. Il tè verde è particolarmente indicato per controllare il peso e aiutare a provare sazietà.

Anche l'aceto di sidro di mele offre molti benefici per la salute, e puoi aggiungerlo alla lista di liquidi e bevande che puoi assumere durante il tuo periodo di digiuno. Ti aiuterà a supportare il livello di zucchero nel sangue e la digestione, e potrebbe anche aumentare i risultati del tuo digiuno.

Ci sono, tuttavia, alcune bevande che devi evitare mentre sei a digiuno. Le bibite dietetiche o etichettate con "zero calorie" possono infatti trarre in inganno e interrompere il tuo digiuno ed i suoi effetti positivi.
Questo perché ottengono il loro sapore dolce dall'aspartame o da altri dolcificanti artificiali che innescano la tua risposta insulinica. Dovresti quindi evitare di berle nella tua finestra di digiuno.

Molte persone si domandano se possono bere acqua di cocco o latte di mandorla nel loro periodo di digiuno.

Anche se entrambe sono opzioni sane e con vari benefici per la salute, contengono molto zucchero. E poiché lo zucchero è un carboidrato, se lo consumi non sarai più a digiuno. Quindi, non dovresti bere queste bevande nel tuo periodo di digiuno.

Un'altra domanda molto comune è se è possibile bere alcolici se si sta facendo una dieta di digiuno intermittente. È importante limitare il consumo di alcol alla tua finestra alimentare. Questo perché la maggior parte delle bevande alcoliche contengono molte calorie e zucchero. Di conseguenza, berle interromperebbe il tuo digiuno. Inoltre, l'alcol avrà più effetto su di te se sei a stomaco vuoto... E anche un solo bicchiere di vino potrebbe farti sentire male!

I bambini possono digiunare a intermittenza?

Al giorno d'oggi, non si dispone di prove specifiche per affermare o no che sia sicuro per i bambini provare il digiuno intermittente. Alcuni esperti dicono che va benissimo, soprattutto per quelli che sono già in sovrappeso.
Altri dicono che è una cattiva idea perché i bambini stanno attraversando un periodo di rapida crescita e hanno bisogno di calorie sufficienti per sostenere il loro sviluppo. I bambini devono assumere un buon numero di proteine, vitamine e minerali. Se non lo fanno, potrebbero ammalarsi. Quindi, in ogni caso, è estremamente importante parlare con un medico prima di mettere un bambino a dieta. Qualsiasi dieta.

Il digiuno fa male?

È normale che le persone si possano chiedere se, in un modo o nell'altro, il digiuno può far male.

Coloro che esaltano le virtù delle diete più tradizionali dicono che il digiuno potrebbe rallentare il metabolismo e far mettere su peso, invece di perderlo. Pertanto, affermano che il digiuno non è sano.

Tuttavia, non è affatto così. Le persone hanno digiunato per secoli senza effetti negativi. Gli studi condotti sulle persone durante il Ramadan hanno dimostrato che il digiuno prolungato non causa problemi di salute per la maggior parte delle persone.

Ci sono alcune questioni da tenere a mente, però. Il digiuno non è un'opzione per tutti. Alcune persone trovano difficile digiunare per via del loro stile di vita, specialmente per periodi di tempo prolungati.

Generalmente, le complicazioni fanno riferimento soprattutto alla socializzazione, il lavoro e l'esercizio fisico durante le finestre di digiuno. Queste difficoltà possono portare a un programma alimentare incoerente che può avere conseguenze negative per la salute.

Ci sono anche altre questioni da considerare. Alcune persone che provano il digiuno intermittente cominciano a perdere il contatto con i segnali fisici che dicono loro che sono pieni o che hanno fame. E questo può rendere difficile attenersi al digiuno intermittente a lungo termine senza sviluppare un disordine alimentare.

Altre, particolarmente inclini a questo tipo di disturbi, si ossessionano con il cibo e l'idea di mangiare, finendo per abbuffarsi durante la loro finestra alimentare. Altre ancora, spingono il loro digiuno sempre più in là e finiscono per smettere di mangiare. È quindi molto importante avvicinarsi al digiuno intermittente con cautela se si ha una storia previa di disordini alimentari.

Nel complesso, però, il digiuno intermittente non solo non è malsano, ma può essere estremamente positivo per la tua salute. Può aiutarti a gestire efficacemente il tuo peso ed evitare l'obesità. Può migliorare il tuo metabolismo e la tua resistenza all'insulina. Può anche diminuire l'infiammazione e aumentare la riparazione delle cellule, oltre a propiziare un miglior funzionamento del tratto gastrointestinale.

Capitolo 13

I tre fattori più importanti per il successo

Andiamo ora ad analizzare i tre punti chiavi per riuscire ad ottenere ottimi risultati con il digiuno intermittente.

Numero 1: Porti degli obiettivi

È importante prefissarsi obbiettivi chiari e specifici di ciò che si vuole ottenere. Pensare solo "voglio mettermi in forma", "spero di perdere qualche chilo" o "voglio vivere in modo più sano" non sarà sufficiente per andare avanti quando il "gioco si farà duro". Quindi evita obbiettivi vaghi, e prefissati delle mete concrete e tangibili, possibilmente tenendo in conto il seguente schema:

Cosa vuoi fare che in questo momento non puoi fare da qui a:

➤30 giorni

➤90 giorni

➤12 mesi

Come vorresti apparire da qui a:

➤30 giorni

➤90 giorni

➤12 mesi

Come vorresti sentirti da qui a:

➤30 giorni

➤ 90 giorni

➤ 12 mesi

Al momento di rispondere a queste domande, chiediti anche perché vorresti fare determinate cose o sentirti in un determinato modo, e come credi che la tua vita possa cambiare se riesci a raggiungere questi obiettivi. Tutto ciò ti aiuterà a comprendere cosa è effettivamente importante per te e per te solamente.

Una volta analizzate le tue risposte, sarà più semplice fissare degli obbiettivi tangibili in un lasso di tempo concreto:

➤ Obiettivo a 30 giorni

➤ Obiettivo a 90 giorni

➤ Obiettivo a 12 mesi

Numero 2: Scegli attentamente la tua finestra

Come abbiamo indicato in precedenza, sarà per te molto importante valutare attentamente il tuo stile di vita e le tue abitudini prima di scegliere in che orario e periodo di tempo realizzare il digiuno. Per esempio, scegliere una finestra alimentare in un momento della giornata in cui per motivi di lavoro non si ha il tempo materiale di mangiare, non è esattamente una buona idea.

O impostare una finestra di digiuno in un periodo in cui si ha molto tempo libero a disposizione, non è nemmeno la decisione più saggia se sei una persona che tende a mangiare per noia.

Le relazioni sociali sono anche molto importanti: le persone che ogni giorno cenano con la propria famiglia o pranzano con i colleghi in ufficio non dovrebbero impostare una finestra di digiuno che coincida con questi orari, o mantenere il loro compromesso sarà molto più difficile.

Insomma, è estremamente importante scegliere con intelligenza quando mangiare e quando digiunare. Se lo fai, renderai tutto il processo più semplice ed aumenterai esponenzialmente le tue possibilità di successo!

Numero 3: Circondati di persone che ti appoggiano ed incoraggiano

È importante circondarsi di persone positive e che, possibilmente, hanno intrapreso il tuo stesso percorso. Ci saranno momenti duri, e, almeno una volta, avrai la tentazione di mollare tutto. Ma se potrai parlare e contare con l'incoraggiamento di chi è passato per gli stessi momenti di sconforto o può esserti d'esempio con i suoi brillanti risultati, allora tutto sarà molto più facile. Insomma, avere vicino a te qualcuno che ti sostiene, può marcare la differenza tra l'abbandonare e il continuare a sforzarsi per raggiungere i propri obbiettivi.

Infine, bisogna essere consapevoli del fatto che il digiuno intermittente potrebbe risultare più facile ed offrire migliori risultati a persone che hanno un determinato stile di vita o alcune caratteristiche in particolare. Al contrario, potrebbe essere più difficili per quegli individui la cui vita sociale, professionale o familiare possa in qualche modo essere un impedimento.

Per questo è così importante che ogni persona analizzi attentamente il suo stile di vita e sia consapevole delle maggiori o minori difficoltà che dovrà affrontare... Sempre senza fare paragoni con altre persone, il cui percorso potrebbe essere di inizio molto più facile.

Vediamo alcuni esempi a continuazione:

Il digiuno intermittente risulta avere maggior successo quando:

- Si ha una storia di monitoraggio delle calorie e di assunzione di cibo (cioè si è fatta una dieta prima);
- Si è abituati a fare esercizio fisico e ad allenarsi;
- Si è single o non si hai figli;
- Il partner (in caso ce ne sia uno) è estremamente solidale;
- Il lavoro permette di avere periodi di minor rendimento mentre ci si adatta al nuovo programma alimentare.

Invece, il digiuno intermittente è in genere un programma più impegnativo e complicato per coloro che:

- Sono nuovi alla dieta e all'esercizio fisico;
- Sono sposati e hanno figli
- Hanno un lavoro che implica costantemente livelli di stress molto alto o continui eventi e relazioni sociali;
- Competono nello sport/atletica.

Capitolo 14

Digiuno intermittente e donne

Come promesso, è finalmente giunto il momento di parlare di un tema molto importante e che, se sei una donna, sicuramente ti preoccupa particolarmente: possono le donne digiunare a intermittenza senza riscontrare problemi di salute?

Abbiamo già indicato che il digiuno intermittente, quando eseguito correttamente, può apportare importantissimi benefici per la salute ed il benessere, come per esempio: regolare il glucosio nel sangue, ridurre il rischio di malattie coronarie, tenere sotto controllo i lipidi nel sangue (come i trigliceridi), aiutare a mantenere o ridurre il peso corporeo e diminuire le possibilità di soffrire di cancro.

Purtroppo però, questo tipo di dieta può creare problemi, anche di una certa importanza, in alcune donne. Stiamo parlando per esempio di alterazioni metaboliche, scomparsa del periodo mestruale e menopausa precoce persino in ragazze giovani.

Il problema è che il digiuno intermittente può "sconvolgere" gli ormoni femminili.

Si è scoperto infatti che gli ormoni che regolano le funzioni chiave - ovulazione, metabolismo e persino l'umore - sono incredibilmente sensibili all'assunzione di energia.

Pertanto, cambiare quanto - e anche quando - mangiare può avere un impatto negativo sugli ormoni riproduttivi delle donne. E questo può generare un effetto a catena di vasta portata, causando problemi di salute di diverso tipo.

Scopriamo a continuazioni i principali fattori alla base di queste problematiche.

Digiuno intermittente e ormoni riproduttivi

Il modo in cui il digiuno influisce sugli ormoni riproduttivi, sia delle donne che degli uomini, è strettamente relazionato con l'asse ipotalamo-ipofisi-gonadi, detto anche asse HPG.

Per orientarci meglio, vediamo brevemente a continuazione come funzione questo asse:

1.   L' ipotalamo rilascia l'Ormone di Rilascio delle Gonadotropine (GnRH) a scatti regolari, chiamati "impulsi".
2.   Gli impulsi del GnRH dicono alla ghiandola pituitaria di rilasciare l'ormone luteinizzante (LH) e l'ormone follicolare stimolante (FSH).
3.   LH e FSH agiscono poi sulle gonadi, gli organi anatomici che producono i gameti, cellule riproduttive.

Nelle donne, LH e FSH stimolano la produzione di estrogeni e progesterone, di cui le donne hanno bisogno per rilasciare un uovo maturo (ovulazione) e per poter portare avanti una gravidanza.
Negli uomini invece, LH e FSH stimolano la produzione di testosterone e di sperma.

Poiché questa catena di reazioni avviene in un ciclo molto specifico e regolare nelle donne, gli impulsi di GnRH devono essere temporizzati con precisione, o possono darsi problemi di vario tipo: gli ovuli non vengono rilasciati, le mestruazioni si fermano, ecc.

Perché stiamo parlando di questo? Perché gli impulsi di GnRH sembrano essere molto sensibili ai fattori ambientali, e possono essere "sballati" dal digiuno.

Persino un digiuno relativamente a breve termine - diciamo di tre giorni - può alterare questi impulsi ormonali in alcune donne.

Secondo alcuni studi saltare anche solo un singolo pasto – qualcosa che, ovviamente, di per sé non è assolutamente nulla di grave - può iniziare in qualche modo a mettere in allarme il sistema ormonale femminile.

Questo insomma potrebbe essere il principale motivo per cui alcune donne hanno problemi con il digiuno intermittente.

Cerchiamo però di capire meglio perché mangiare di meno può mettere in allarme il corpo delle donne.

Per molti anni, gli scienziati hanno creduto che la percentuale di grasso corporeo di una donna regolasse il suo sistema riproduttivo e che se le sue riserve di grasso scendevano sotto una certa percentuale - intorno all'11% - questo poteva provocare problemi ormonali e la perdita del ciclo mestruale. In pratica, un corpo che in qualche modo capiva che non c'era sufficiente da magiare, cercava di fermare la sua stessa riproduzione impedendo una possibile gravidanza.

La situazione però è in realtà ancora più complicata di così. I corpi femminili sembrano infatti andare in allerta anche prima che il grasso corporeo scenda portando ad una possibile perdita del ciclo mestruale.

Ecco perché gli scienziati ora sospettano che l'equilibrio energetico complessivo - quante calorie si sta assumendo rispetto a quante se ne stanno bruciando - possa essere ancora più importante per questo processo rispetto alla percentuale di grasso corporeo.

Come la dieta e lo stress possono minacciare il corpo femminile

Quando si assume costantemente meno energia di quella che si consuma, ci si trova ad essere in un cosiddetto bilancio energetico negativo.

Essere in un bilancio energetico negativo è il modo in cui si perde peso, ovvero, la maniera di raggiungere l'obbiettivo per cui la maggior parte delle persone se mettono a dieta.

Ma quando questo sbilanciamento è estremo, va avanti troppo a lungo, o è aggravato da altri fattori relazionati con lo stress, può convertirsi nella causa della spirale ormonale che finiscono per soffrire alcune donne che digiunano.

L'equilibrio energetico negativo infatti non deriva solo dal mangiare meno cibo, ma può anche essere il risultato di una cattiva alimentazione, un eccesso di stress, la realizzazione di troppo esercizio fisico, mancanza di riposo o malattie, infezioni ed infiammazioni croniche.

Insomma, qualsiasi combinazione di fattori di questo tipo potrebbe essere sufficiente per far entrare il corpo femminile in un eccessivo bilancio energetico negativo e fermarne l'ovulazione. Qualche esempio? Allenarsi per una competizione atletica mentre ci si sta riprendendo da un'influenza; andare tutti i giorni in palestra mentre ci si alimenta male e si assume poca frutta e verdura, digiunare a intermittenza mentre si è sotto stress per la consegna di un lavoro, il pagamento del mutuo o la malattia di un familiare.

Lo stress psicologico può giocare un ruolo molto importante all'ora di danneggiare la salute ormonale femminile.

Il corpo umano infatti, non è capace di distinguere tra una minaccia reale e qualcosa di immaginario generato dai nostri pensieri e sentimenti. E queste minacce "immaginarie" possono aumentare i livelli di cortisolo, l'ormone dello stress, che, a sua volta inibisce il GnRH.

E come abbiamo visto, interrompere il GnRH crea un effetto a catena che può sopprimere la produzione delle ovaie di estrogeni e progesterone, ormoni critici per la riproduzione.

Quindi anche in una donna la cui percentuale di grasso è in torno al 30%, l'ovulazione può fermarsi se questa si trova da troppo tempo in un bilancio energetico negativo e sotto stress.

Perché il digiuno intermittente influenza gli ormoni delle donne più di quelli degli uomini?

Non c'è ancora una risposta chiara a questa domanda, anche se ci sono una serie di potenziali ragioni che potrebbero contribuire a questa situazione.

1. Le donne possono essere più sensibili ai cambiamenti nell'equilibrio dei nutrienti rispetto agli uomini.

Uomini e donne sembrano rispondere in modo diverso al digiuno o a una limitazione significativa delle calorie. Questo potrebbe essere dovuto alla kisspeptina, una molecola simile alla proteina che è essenziale nel processo riproduttivo.

La kisspeptina stimola la produzione di GnRH in entrambi i sessi, e sappiamo che è molto sensibile alla leptina, all'insulina e alla grelina, ormoni che regolano e reagiscono alle sensazioni di fame e pienezza.

È interessante notare che le donne hanno più kisspeptina degli uomini. Più kisspeptina può significare che il corpo delle donne è maggiormente sensibile ai cambiamenti dell'equilibrio energetico.

Rispetto agli uomini, il digiuno provoca più facilmente un calo della produzione di kisspeptina nelle donne, e quando la kisspeptina si abbassa, il GnRH viene "scombussolato", sconvolgendo così l'intero ciclo ormonale mensile.

2. Limitare alcuni nutrienti, come le proteine, può avere effetti diversi sulle donne rispetto agli uomini.

In generale, le donne tendono a mangiare meno proteine degli uomini. E di solito, le donne che digiunano mangiano ancora meno proteine, perché stanno mangiando proprio meno in generale.

E questo può essere un problema perché le proteine apportano aminoacidi, che sono fondamentali per il processo di riproduzione.

Se gli aminoacidi scendono troppo, possono influenzare negativamente sia i recettori degli estrogeni che un ormone chiamato fattore di crescita insulino-simile (IGF-1 o somatomedina). Entrambi sono necessari per ispessire il rivestimento dell'utero durante il ciclo mestruale. Se il rivestimento dell'utero non si ispessisce, l'ovulo non può impiantarsi e la gravidanza non può avvenire.

Quindi, le diete a basso contenuto proteico possono ridurre la fertilità.

Ma perché gli estrogeni sono così importanti per l'appetito, l'umore, il metabolismo e il grasso corporeo di una donna?

Gli estrogeni non aiutano solo l'utero e la riproduzione.

Abbiamo infatti recettori di estrogeni in tutto il corpo, compreso il cervello, il tratto gastrointestinale e le ossa.

Se si cambia l'equilibrio degli estrogeni, si cambia la funzione metabolica in tutto il nostro corpo: la cognizione, l'umore, la digestione, il recupero, la formazione delle ossa e forse la cosa più rilevante per quello di cui stiamo parlando: l'appetito e l'equilibrio energetico.

Nel tronco cerebrale, gli estrogeni modificano i peptidi che segnalano la sensazione di sazietà (colecistochinina) o di fame (grelina).

Nell'ipotalamo, gli estrogeni stimolano anche i neuroni che arrestano la produzione dei peptidi che regolano l'appetito.

Quando si fa qualcosa che porta gli estrogeni a calare, come il digiuno, si può finire per sentire molta più fame, e mangiare di più di quello che si farebbe in circostanze normali.

Gli estrogeni influenzano anche l'accumulo di grasso.

Come puoi vedere, gli estrogeni sono regolatori metabolici chiave. Estriolo, estradiolo ed estrone, sono tre diversi tipi di estrogeni presenti nel corpo.

La quantità di questi estrogeni cambia nel tempo. Prima della menopausa, l'estradiolo è il più importante. Ma dopo la menopausa, l'estradiolo scende, mentre l'estrone rimane più o meno lo stesso.

I ruoli esatti di ciascuno di questi estrogeni rimangono poco chiari. Ma varie teorie indicano che un calo di estradiolo può innescare un aumento dell'accumulo di grasso.

E questo potrebbe spiegare almeno in parte perché certe donne trovano più difficile perdere grasso dopo la menopausa.

Tuttavia, questa teoria potrebbe non spiegare tutto. Mentre un calo dell'estradiolo può essere collegato a un aumento dell'accumulo di grasso, probabilmente non ne è l'unica causa. Inoltre, gli aumenti di grasso al momento della menopausa possono essere dovuti più in generale all'invecchiamento, alla diminuzione della massa muscolare e ai cambiamenti nell'appetito (l'estradiolo basso è anche collegato a un maggiore appetito).

La maggior complicazione per il digiuno intermittente nelle donne si deve quindi a una maggiore sensibilità ai cambiamenti del bilancio energetico.

E, come abbiamo appena visto, quando il corpo femminile rileva dei cambiamenti, può sconvolgere l'asse HPG e di conseguenza tutto il ciclo ormonale.

Questo scompiglio ormonale può essere aggravato ulteriormente se ci sono altri fattori di stress che peggiorano questa situazione.

Inoltre, il digiuno intermittente può diminuire gli estrogeni, e la diminuzione degli estrogeni può aumentare l'appetito e l'immagazzinamento del grasso.

Il digiuno intermittente e le principali tappe di cambiamento ormonale

Tutte le donne attraversano fasi distinte della vita, caratterizzate da importanti cambiamenti ormonali.

Questi cambiamenti ormonali possono avere notevoli effetti fisici e psicologici e possono influenzare il sonno, la digestione, la reattività allo stress e il metabolismo.

A continuazione, analizziamo come il digiuno intermittente potrebbe condizionare ognuna di queste tappe.

Digiuno intermittente nelle ragazze ed adolescenti

Come indicato in precedenza, durante i periodi di crescita intensa, come possono esserlo l'infanzia e l'adolescenza, il digiuno non è raccomandato.

La maggior parte dei bambini nasce con la capacità di regolare abbastanza bene l'assunzione di cibo, a condizione che venga data loro una gamma di opzioni sane tra cui scegliere.

L'adolescenza e la pre-adolescenza possono essere un periodo di intenso auto-esame e di confronto sociale, ed è spesso il momento in cui molte ragazze cominciano a pensare all'idea di seguire una dieta.

Invece di limitare il cibo però, fomentando in questo modo possibili (e gravi) problemi alimentari, sarebbe meglio concentrarsi sull'importanza di mangiare cibi sani e promuovere un rapporto di amore e gratitudine verso il proprio corpo.

Digiuno intermittente e ovulazione

Per le donne che stanno cercando di concepire, il digiuno intermittente potrebbe rendere le cose più difficili.
Come abbiamo visto infatti, il digiuno può inibire l'ovulazione. E se non si ovula, nessun uovo viene rilasciato. E se nessun uovo viene rilasciato, nessun uovo può nemmeno essere fecondato.
Ad alcune donne potrebbe essere stato consigliato dai medici o da altri professionisti della salute di perdere peso prima di rimanere incinte. In ogni caso, come indicato poco fa, per l'armonia ormonale della maggior parte delle donne, il digiuno intermittente non è il miglior protocollo di perdita di peso da considerare e sarebbe meglio concentrarsi su un alimentazione il più sana possibile.

Digiuno intermittente e gravidanza

Come l'infanzia e l'adolescenza, la gravidanza è un periodo di intensa crescita e di grandissimi cambiamenti per il corpo femminile.
L'aumento di peso in questo momento è in generale un segnale positivo, un'indizio che la gravidanza sta procedendo correttamente e che il bebè sta crescendo.
Nonostante ciò, alcune donne si preoccupano o si sentono a disagio per questo aumento di peso, soprattutto nei casi in cui questo tenda ad essere un pochino eccessivo.

In alcuni casi, è persino lo stesso ginecologo che consiglia alla paziente di controllare il peso durante la gravidanza: anche in un caso del genere però, il digiuno non è il tipo di controllo di peso appropriato in questo momento della vita di una donna.

Invece di limitare il cibo, bisognerebbe puntare ad ottenere i nutrienti adeguati: grassi sani, frutta, verdura, proteine, ecc.

E le donne che si sentono male in gravidanza e appena riescono a tollerare pane e pasta? I multivitaminici prenatali sono i migliori alleati in questo caso!

Per quelle che invece si sentono bene e hanno avuto l'approvazione del loro medico per fare sport, un po' di esercizio (sempre senza esagerare!) può aiutare a mantenere l'aumento di peso sotto controllo.

Digiuno intermittente e allattamento

Le donne che hanno appena avuto un bambino e stanno allattando si trovano in un momento estremamente impegnativo per il loro corpo: possono essere ancora in convalescenza dal parto, molto probabilmente dormono poco o niente, e stanno alimentando un esserino che richiede nutrimento e attenzioni 24 ore su 24.

Durante questo periodo, il corpo femminile ha bisogno di più nutrimento e meno stress. Per queste ragioni, il digiuno intermittente è sconsigliato per le donne che allattano.

Molte mamme si preoccupano di tornare al loro peso pre-gravidanza e perdere i chili accumulati il prima possibile, ma esistono approcci più moderati, come per esempio una combinazione di esercizio leggero e sana alimentazione, che possono ugualmente aiutare a perdere peso senza provocare stress aggiuntivo o sbalzi ormonali in un momento di per sé già molto impegnativo. Inoltre, il solo fatto di stare allattando aiuterà le mamme a bruciare calorie e perdere peso.

Digiuno intermittente e menopausa

La menopausa, è senza ombra di dubbio un altro punto di transizione ormonale importante nella vita delle donne e può provocare grandi cambiamenti fisici, psicologici e persino sociali.

Le donne in questo momento della vita possono avere l'opportunità di dedicarsi finalmente a se stesse dopo decenni consacrati ai figli, alla carriera e... Forse anche ai mariti. Oppure, possono essere più occupate che mai, prendendosi cura di nipotini e genitori anziani.

Qualunque sia il contesto, l'aumento dell'età spesso scatena il desiderio di prendersi cura della propria salute. E alcune donne si interessano al digiuno intermittente per la sua associazione con la longevità. Altre invece, vogliono semplicemente perdere grasso in modo non troppo complicato.

Mentre al giorno d'oggi non esistono studi scientifici concludenti sui benefici del digiuno intermittente per le donne in menopausa o post-menopausa, abbiamo già visto che limitare il cibo può essere un fattore di stress aggiuntivo.

Le donne che si preoccupano di limitare l'assunzione di cibo per gestire il peso corporeo tendono infatti ad avere livelli più alti di cortisolo, un ormone dello stress, rispetto alle donne che non lo fanno. Se a questo aggiungiamo le interruzioni del sonno così comuni in menopausa, allora i fattori di stress cominciano ad essere un pochino troppi.

Soprattutto tenendo in conto che abbassare i livelli di estrogeni significa anche che il corpo ha una minore capacità di gestirlo lo stress.

Non stiamo dicendo che le donne in questa fase ormonale non dovrebbero provare il digiuno intermittente, semplicemente, che dovrebbero farlo solo nei seguenti casi:

- Se non si trovano in un momento della loro vita particolarmente stressante
- Se dormono bene la notte
- Se non stanno soffrendo i tormenti di forti vampate di calore e sbalzi d'umore.
- Se mangiano correttamente e non patiscono di particolari carenze nutrizionali.

Anche se non si trovano in nessuna delle situazioni appena descritte, è consigliabile che inizino il loro approccio al digiuno intermittente in modo "light", senza cercare subito di passare giornate intere senza mangiare.

Quindi, il digiuno intermittente è sconsigliato per le donne?

No, non necessariamente. Moltissime donne in tutto il mondo stanno ottenendo grandi benefici sia a livello di salute che di benessere grazie al digiuno intermittente. Bisogna però capire che questo modo di alimentarsi non è adatto a tutte, e, soprattutto, non è consigliabile per tutti i momenti della vita di una donna.

Per questo, riassumendo quanto indicando fino ad ora, le donne che si trovano in una delle seguenti situazioni dovrebbero evitare di digiunare:

- Sono molto giovani ed in fase di crescita
- Sono incinte
- Stanno allattando
- Sono cronicamente stressate
- Soffrono di insonnia o di altri disturbi del sonno
- Stanno soffrendo gli effetti ormonali della menopausa
- Hanno sofferto in passato di disturbi dell'alimentazione

Come possono le donne digiunare a intermittenza?

È necessario prima di tutto ricordare che i protocolli di digiuno intermittente variano, e che come abbiamo visto, alcuni sono molto più estremi di altri. Non bisogna inoltre dimenticare che le donne dovrebbero pensare a fattori come l'età, lo stato nutrizionale, la durata del digiuno e il livello di stress che stanno soffrendo in quel particolare momento, prima di intraprendere questo tipo di percorso.

In generale, se si ha il via libera del proprio medico o nutrizionista, è sempre raccomandabile per una donna cominciare con il digiuno intermittente poco a poco, evitando di partire immediatamente dal livello più avanzato.

Per muoversi in modo ancora più sicuro, è inoltre possibile iniziare tenendo per qualche giorno un diario alimentare. Questo aiuterà a farsi un'idea di cosa si sta mangiando, in che quantità e quanto spesso.

Mangi tardi la sera e fai spuntini durante il giorno? Quante ore passano da quando smetti di mangiare la sera a quando fai colazione il giorno dopo? Hai assolutamente bisogno di fare colazione appena ti alzi o puoi aspettare tranquillamente fino alle 10 o 11 del mattino per mangiare qualcosa? Le tue porzioni tendono ad essere grandi e ti riempiono, o preferisci pasti più leggeri? Stai assumendo proteine ad ogni pasto? Verdure?

Con davanti un quadro più chiaro della situazione, è possibile arrivare al digiuno intermittente in modo graduale.

Vediamo insieme come.

Si può prima di tutto cominciare ad allungare il tempo tra un pasto e l'altro e osservare come ci si sente. Se normalmente si fa uno spuntino tra i pasti per esempio, cosa succede quando si smette di magiare qualcosa a quell'ora? Ci si sente fameliche, stordite e arrabbiate? La fame va e viene? O ci si sente abbastanza bene?

Si può quindi provare ad allungare il tempo tra l'ultimo pasto della sera ed il primo pasto del mattino successivo. Per esempio, se di solito si mangia la cena alle 8 di sera e poi si fa colazione alle 7 del mattino (digiuno di 11 ore), si può provare a mangiare l'ultimo pasto alle 6 del pomeriggio e a fare colazione un po' più tardi, alle 8 o alle 10 del mattino per esempio (digiuno di 14-16 ore).

In questo modo, si può arrivare gradualmente e senza sforzi eccessivi al digiuno 16:8.

Inoltre, alcuni studi hanno dimostrato che il digiuno di sole 12-14 ore durante la notte può già produrre benefici metabolici, quindi è importante ricordare che non bisogna necessariamente digiunare subito per 16 o 18 ore per sperimentare i primi effetti positivi.
In generale, non è consigliabile per una donna iniziare subito con il protocollo 5:2 (o con uno che prevede periodi di digiuno ancora più lunghi), che limita le calorie per due giorni alla settimana e può portare a mangiare in eccesso negli altri cinque giorni.

Mentre si mette in pratica quanto indicato, è anche importante "auto-controllarsi" fisicamente ed emozionalmente, facendosi, per esempio, le seguenti domande:

- Anche se potresti sentirti un po' più a disagio del solito, nel complesso, la fame è gestibile? O ti pesa parecchio?
- Come va il sonno?
- Il tuo desiderio sessuale?
- I tuoi livelli di energia?
- Il tuo rendimento nell'esercizio fisico?

Fermati anche a riflettere sui tuoi sentimenti riguardo al cibo e al tuo corpo:

- Ti senti in colpa o ti vergogni se devi interrompere il digiuno in anticipo?
- Ti trattieni con tutte le tue forze e poi finisci per abbuffarti quando ti è "permesso" mangiare?
- Ti senti ipercritica nei confronti del tuo corpo, o ti valori per gli sforzi e i progressi che stai facendo con il digiuno intermittente?

È importante essere gentili ed oneste al momento di controllare i progressi e gli eventuali problemi relativi al digiuno. E se ci si sente bene, con energia e mentalmente attive, si può allora cominciare ad allungare le finestre del digiuno.

Vediamo invece a continuazione quando bisognerebbe interrompere il digiuno intermittente:

- Il ciclo mestruale si ferma o diventa irregolare
- Si sviluppano problemi per addormentarsi o dormire durante la notte
- I capelli iniziano a cadere più del solito
- La pelle comincia ad apparire secca o si sviluppa acne
- Si comincia a fare più fatica del solito a riprendersi dagli allenamenti
- Le ferite sono lente a guarire
- La tolleranza allo stress diminuisce
- L'umore inizia a essere altalenante
- Il cuore inizia a battere in modo strano o irregolare
- Si perde appetito sessuale
- La digestione rallenta notevolmente
- Si sente sempre freddo

In casi come questi, aggiungi subito qualche spuntino e riduci il tempo di digiuno. Non ossessionarti mai con l'idea di raggiungere la perfezione... Non è assolutamente necessario essere perfette per poter migliorare il proprio corpo e la propria salute!

E soprattutto, in caso di qualunque dubbio o di qualsiasi disturbo fisico, è importantissimo rivolgersi ad un professionista della salute.

Cosa possono fare le donne che non possono fare il digiuno intermittente

Come ci si può mettere in forma e perdere peso se si scopre che il digiuno intermittente non fa al caso nostro?

Imparando come alimentarsi in modo sano e corretto: digiuno o no, concentrarsi sulla qualità dei pasti è sempre importantissimo.

È importante privilegiate le proteine magre, le verdure, i grassi sani e i carboidrati di qualità. Bisogna eliminare i dolci, i cibi processati e le bevande caloriche. È fondamentale mangiare cibi integrali e, ovviamente, allenarsi il più regolarmente possibile, possibilmente facendosi seguire da un personal trainer.

Questi fondamenti di base restano, e resteranno sempre, indispensabili per migliorare la forma fisica e la salute di qualunque persona, uomo o donna che sia.

Quindi non disperare se amici maschi, mariti o fratelli stanno ottenendo eccellenti risultati con il digiuno intermittente e invece tu, qualunque sia il motivo, non puoi metterlo in pratica.

I corpi di uomini e donne sono diversi e hanno esigenze diverse. E non c'è nulla di più importante che ascoltare il tuo corpo e fare ciò che esso ti chiede.

Capitolo 15

Consigli pratici per realizzare con successo il digiuno intermittente

Prima di giungere alle conclusioni di questo libro, ricapitoliamo insieme i principali consigli pratici per digiunare a intermittenza e ottenere eccellenti risultati.

Alcune persone riescono in poco tempo a digiunare per anche 24 ore senza particolari sforzi. Per altre invece, resistere anche solo poche ore senza toccare cibo è una vera e propria lotta. Se questo è il tuo caso, non disperare: non significa che il digiuno intermittente non faccia per te. Prova a mettere in pratica i seguenti, semplicissimi, suggerimenti che ti aiuteranno ad affrontare questa nuova situazione e ad adattarti al tuo nuovo stile di vita:

1. L'importanza dell'idratazione: a volte il nostro corpo interpreta la disidratazione come fame. Potresti sentire quei morsi della fame e pensare: "Non posso resistere, ho assolutamente bisogno di mangiare qualcosa". Ma non sempre è così: a volte tutto quello che devi fare è sorseggiare qualcosa. Durante il digiuno quindi, bevi molta acqua o, come abbiamo detto in precedenza, caffè nero, tè nero, acqua frizzante o altre bevande a zero calorie.

2. L'importanza di mantenersi occupati: ti è mai successo di sentire fame al lavoro, facendo sport o accompagnando i tuoi figli da una parte all'altra per le loro svariate attività sportive? E poi di non avere più fame quando finalmente hai avuto la possibilità di sederti tranquillamente a mangiare? Mantenendoti occupata o occupato hai la possibilità di replicare questo tipo di situazione. Quindi non rimanere seduta o seduto senza far niente (sarà impossibile non pensare al cibo così facendo!) ma cerca di fare più cose possibili. E ricorda che la fame arriva sempre a ondate, quindi arriva e poi se ne va.

3. L'importanza di darsi tempo: si avvicina l'estate, il matrimonio della tua migliore amica, il week-end fuori porta con un nuovo compagno o compagna... E vorresti perdere peso letteralmente da un giorno all'altro. Quindi inizi la tua dieta, fai esercizio durante qualche giorno e quando la bilancia non riflette il grande cambiamento che avresti tanto voluto vedere... Pensi che tanto sforzo non ha prodotto risultati ed abbandoni il percorso appena iniziato. Ma le cose non funzionano così: se vuoi che il digiuno intermittente funzioni devi darti tempo e capire che i risultati, per quanto meravigliosi, non saranno visibili dalla notte al giorno. Quindi non essere impaziente: continua ad applicare quanto appreso e i benefici arriveranno.

4. L'importanza di dare al corpo il tempo di adattarsi al digiuno: hai appena smesso di mangiare vari pasti, probabilmente anche abbondanti, al giorno. È normale quindi che il tuo corpo, a cui stai chiedendo di accontentarsi di meno cibo, possa in qualche modo "reagire": piccoli inconvenienti come fame, mal di testa e stanchezza sono disagi tipici del primo periodo di adattamento al digiuno intermittente. Quindi non gettare la spugna e non credere che questo tipo di sensazioni ti accompagneranno per sempre. Fai attenzione però: nel caso in cui i problemi fossero persistenti o più gravi, rivolgiti sempre al tuo medico di fiducia.

Conclusioni

Siamo arrivati alla fine di questo libro e adesso conosci i principali benefici e le più importanti controindicazioni associate al digiuno intermittente.

Prima di iniziare, ora che hai a disposizione molte informazioni sull'argomento, identifica il motivo per cui vuoi provare questo tipo di percorso. Potresti voler perdere peso o migliorare la tua salute. Forse vuoi solo vedere se ti può aiutare a sentirti più concentrato ed energico. Se sai quali benefici vuoi ottenere, sarai in una posizione migliore per ottenerli. E sarai anche in grado di dare priorità alla strategia e agli alimenti più adatti per raggiungere i tuoi obiettivi.
Come hai visto in questo libro, ci sono diversi piani di digiuno intermittente tra cui scegliere.

Dovrai quindi decidere quale tra questi consideri più giusto per te. Specialmente se sei una donna, potresti preferire un approccio giornaliero come, per esempio, la dieta 16:8. In alternativa, un piano settimanale come il digiuno a giorni alterni o il 5:2 potrebbe fare al caso tuo.
Dovrai considerare il momento della vita i cui ti trovi, i tuoi orari e le tue preferenze personali. Pensa a che ora ti alzi e vai a letto: quando tendi ad avere fame? Quanto sei impegnato o impegnata durante la tua giornata? Ti alleni? Fai molta vita sociale che implica cene o pranzi? Le risposte a queste domande ti aiuteranno a scegliere la finestra alimentare più giusta per te.

Per avere successo con questo tipo di dieta, è importantissimo che il digiuno intermittente si adatti efficacemente al tuo stile di vita. Devi quindi essere sicuro di poter mantenere la tua dieta a lungo termine e sarai in grado di farlo solo se questa si adatta alle tue esigenze.

Ricorda che il digiuno intermittente dovrebbe renderti la vita più facile, non più difficile. Se è troppo complicato da seguire, finirai per rinunciare troppo in fretta e non otterrai mai i risultati positivi che tanto desideri. Per questo, dovresti provare a seguire la dieta per un minimo di un mese per vedere se può funzionare per te.

Per quanto riguarda le donne, abbiamo visto che in generale, il digiuno intermittente non è consigliato nei casi di persone che non dormono abbastanza, non mangiano a sufficienza o non si alimentano in modo coerente. Di donne che hanno cicli irregolari o assenti, problemi alla tiroide,
una storia di disordini alimentari attuali o passati, sono sotto stress o hanno problemi di zucchero nel sangue. Le donne in età riproduttiva devono stare particolarmente attente al digiuno intermittente, perché i loro corpi sono più sensibili a fattori di stress come il digiuno prolungato e la restrizione calorica, e quelle incinte o che stanno allattando dovrebbero evitare del tutto restrizioni alimentarie di ogni tipo visto il grande sforzo che i loro corpi stanno già facendo.

Per le donne e uomini in generale che sentano di star "morendo di fame" nel corso della giornata o della settimana nonostante sia già trascorso abbondantemente il periodo di "adattamento", dovrebbero anche prendere in considerazione l'idea di tornare ad un modello alimentare più regolare. E sicuramente tenere d'occhio sintomi come l'affaticamento, gli sbalzi d'umore, la fame, l'energia ridotta, la mancanza di concentrazione e la perdita del ciclo mestruale nel caso delle donne.
È importante ricordare che il digiuno intermittente dovrebbe aiutare a sentire più energia e a notare una migliore forma fisica, non a sentire fame e stanchezza costantemente.

Soprattutto, in caso di qualunque dubbio o problema, bisogna rivolgersi e lasciarsi consigliare da un professionista della salute.

Quindi prendi in considerazione tutta l'informazione di cui adesso disponi, valuta attentamente la tua situazione personale di partenza, sia da un punto di vista fisico, che psicologico, che sociale, e decidi come iniziare il tuo percorso di digiuno intermittente.
Una volta individuato il programma più adatto a te, i primi benefici non tarderanno ad arrivare e a farsi sentire.
Non solo infatti dovresti riuscire a perdere peso, ma dovresti anche sentire più energia, concentrazione, e sperimentare tutta una serie di benefici per la salute e il benessere: da una minore possibilità di sviluppare il diabete, fino a un rafforzamento del sistema immunitario.

Insomma rifletti, sperimenta, se possibile fatti accompagnare da un esperto e incorpora il digiuno intermittente nella tua vita. Potresti trarne benefici davvero sorprendenti!

Referenze e citazioni

De Cabo R and Mattson MP. Effects of intermittent fasting on health, aging, and disease. New England Journal of Medicine. 2019;381(26):2541-2551. doi: 10.1056/NEJMra1905136.

Jill E Schneider
Energy balance and reproduction. Physiol Behav. 2004 Apr;81(2):289-317.

Jennifer W Hill , Joel K Elmquist, Carol F Elias
Hypothalamic pathways linking energy balance and reproduction. Am J Physiol Endocrinol Metab. 2008 May;294(5):E827-32.

Julie-Ann P De Bond , Jeremy T Smith
Kisspeptin and energy balance in reproduction. Reproduction. 2014 Feb 3;147(3):R53-63.

Kristen P Tolson, Christian Garcia, Stephanie Yen, Stephanie Simonds, Aneta Stefanidis, Alison Lawrence, Jeremy T Smith, Alexander S Kauffman
Impaired kisspeptin signaling decreases metabolism and promotes glucose intolerance and obesity. J Clin Invest. 2014 Jul 1;124(7):3075-9.

Leonor Pinilla; Enrique Aguilar; Carlos Dieguez; Robert P Millar; Manuel Tena-Sempere
Kisspeptins and reproduction: physiological roles and regulatory mechanisms. Physiol Rev. 2012 Jul;92(3):1235-316.

Erik Hrabovszky; Philippe Ciofi; Barbara Vida; Monika Horvath; Alain Caraty; Zsolt Liposits; Imre Kalló
The kisspeptin system of the human hypothalamus: sexual dimorphism and relationship with gonadotropin-releasing hormone and neurokinin B neurons. Eur J Neurosci. 2010 Jun;31(11):1984-98

Dietary Guidelines for Americans 2015-2020 health.gov.

Sara Della Torre, Gianpaolo Rando, Clara Meda, Alessia Stell, Pierre Chambon, Andrée Krust, Cristian Ibarra, Paolo Magni, Paolo Ciana, Adriana Maggi
Amino Acid-Dependent Activation of Liver Estrogen Receptor Alpha Integrates Metabolic and Reproductive Functions via IGF-1. Cell Metabolism , Volume 13 , Issue 2 , 205 - 214.

Renata Frazao, Heather M Dungan Lemko, Regina P da Silva, Dhirender V Ratra, Charlotte E Lee, Kevin W Williams, Jeffrey M Zigman, Carol F Elias
Estradiol modulates Kiss1 neuronal response to ghrelin. Am J Physiol Endocrinol Metab. 2014 Mar;306(6):E606-14.

Susan R Davis , Alejandra Martinez-Garcia, Penelope J Robinson , David J Handelsman, Reena Desai, Rory Wolfe , Robin J Bell
Estrone Is a Strong Predictor of Circulating Estradiol in Women Age 70 Years and Older. J Clin Endocrinol Metab. 2020 Sep 1;105(9).

Rachael E Van Pelt , Kathleen M Gavin , Wendy M Kohrt
Regulation of Body Composition and Bioenergetics by Estrogens. Endocrinol Metab Clin North Am. 2015 Sep;44(3):663-76.

Leonie K Heilbronn , Anthony E Civitarese, Iwona Bogacka, Steven R Smith, Matthew Hulver, Eric Ravussin
Glucose tolerance and skeletal muscle gene expression in response to alternate day fasting. Obes Res. 2005 Mar;13(3):574-81.

Candice A. Rideout, Wolfgang Linden, Susan I. Barr
High cognitive dietary restraint is associated with increased cortisol excretion in postmenopausal women. The journals of gerontology. Series A, Biological sciences and medical sciences, 61(6), 628-33.

Shawn Stevenson, Sleep smart: 21 strategies for getting rest, feeling good, and achieving success (2017).

Brad Pilon, Eat Stop Eat, Intermittent Fasting for Health and Weight Loss (2017).